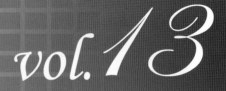

Japanese Consortium for General Medicine Teachers

診断エラーに立ち向かうには

編集 綿貫　聡
　　　藤沼康樹

目次

Editorial
Diagnostic Error in Japan ……………………………… 綿貫 聡・藤沼 康樹　2

1. 診断エラーに立ち向かうには
introduction …………………………………………………………… 綿貫 聡　4

Lecture
診断エラー総論 ………………………………………………………… 綿貫 聡　5
診断エラーでの大切な要素 －認知バイアスとは？－ ………………… 山本 祐　9

Workshop
安全な診断エラーの振り返り方を考えよう …………………………… 綿貫 聡　20

Luncheon Seminar
国際診断エラー学会の紹介 …………………………………………… 中野 航一郎　29
診断エラー学のススメ ………………………………………………… 徳田 安春　33

Workshop
ウラ診断学 …………………………………………………………… 和足 孝之　42
診断エラーと Patient Engagement ………………………………… 柏木 秀行　54

特集 -Tips
診断エラーを減らすために，医師以外の他職種とどのような連携が可能か？ … 綿貫 聡　64
診断エラーに効く精選書籍集 ………………………………… 綿貫 聡，佐田 竜一　66
診断エラー精選論文集 ………………………………………………… 綿貫 聡　69

2. 特集論文
誤診と医療過誤訴訟 …………………………………………………… 加藤 良太朗　76
IT 技術の利活用による診断エラーに対する世界的な取り組み ……… 佐藤 寿彦，宮原 雅人　84
陰性感情との向き合い方 ……………………………………………… 舗野 紀好　91
診断エラー改善のための臨床推論教育 ……………………… 高瀬 啓至，志水 太郎　98
プライマリ・ケアにおける診断エラー ……………………………… 青木 拓也　109
海外における診断エラーに対する国家的・組織的な支援体制 ……… 鳥谷部 真一　116

3. ジェネラリスト教育実践報告
人間の可塑性と可能性 ………………………………………………… 本永 英治　126
編集委員コメント …………………………………………………… 高橋 優三　130
済生会熊本病院の医療の質改善活動―TQM 部が考える Choosing Wisely― …… 村中 裕之，他　131
編集委員コメント …………………………………………………… 小泉 俊三　135
「地域医療マインド」を育む off-the-job training による新入職員多職種研修 … 落合 甲太　136
編集委員コメント …………………………………………………… 岡山 雅信　140

4. JCGM Forum
Opinion
Academic Hospitalist は先駆を切らねばならない ………………… 和足 孝之　142
超高齢社会において目指すべき内科専門医制度 ……………………… 杉本 俊郎　144

Topic
日本プライマリ・ケア連合学会指導医養成講習会経験者向け講師レポート … 大島 民旗　146

Generalist Report
自分自身の価値観を醸成して診療に活かせるよう研鑽していきたい … 園田 健人　147
生き方としてのジェネラリスト ……………………………………… 青柳 有紀　147
Acute generalist を目指して ………………………………………… 戒能 多佳子　148
医療連携の大切さ …………………………………………………… 池尻 好聰　149
「仲間と創る生き活きとした総診」を目指して ……………………… 岡田 悟　150
診療の場の多様性を楽しむ …………………………………………… 栄原 智文　150
素敵な家庭医になるための反省文 …………………………………… 松井 善典　151

Journal Club
高齢者における潜在的不適切処方に関する観察研究のメタ分析 …… 本郷 舞依　152
医師の呼吸数の測定法と正確性に関する ……………………………… 岡田 優基　153
CHOCOLATE study ～手術リスクの高い急性胆嚢炎患者の治療選択～ …… 鈴木 森香　155
プロトンポンプ阻害薬は総死亡率の上昇と関連する ………………… 水谷 佳敬　156
英国の社会的処方の系統的レビュー ………………………………… 西岡 大輔　157

INDEX ………………………………………………………………………… 160

Contents

Editorial
Diagnostic Error in Japan ················ Satoshi Watanuki, Yasuki Fujinuma 2

1. Diagnostic Error in Japan
introduction ················ Satoshi Watanuki 4
Lecture
What is diagnostic error? ················ Satoshi Watanuki 5
What is cognition bias which is important for diagnostic error? ·········· Yu Yamamoto 9
Workshop
When diagnostic error happens, how should it be reviewed and shared?
················ Satoshi Watanuki 20
Luncheon Seminar
Diagnostic Error in Medicine International Conference ············ Kouichirou Nakano 29
Encouragement for education of diagnostic error ················ Yasuharu Tokuda 33
Workshop
Diagnostic Error in Medicine International Conference ············ Takayuki Watari 42
Diagnostic error and patient engagement ················ Hideyuki Kashiwagi 54
Tips
How can Physicians Coordinate with Other Medical Professionals in Order to Decrease Diagnostic Errors ················ Satoshi Watanuki 64
Key books for Diagnostic Errors ············ Satoshi Watanuki · Sada Ryuichi 66
Key Articles for Diagnostic Errors ················ Satoshi Watanuki 69

2. Special issue on diagnostic error
Diagnostic error and medical malpractice lawsuits
················ Ryotaro Kato 76
Reducing diagnostic error through IOT Global Review
················ Hisahiko Sato · Miyahara Masahito 84
How to manage your negative emotions
················ Kiyoshi Shikino 91
Teaching clinical reasoning for diagnostic error reduction
················ Hiroshi Takase · Taro Shimizu 98
Diagnostic errors in primary care
················ Takuya Aoki 109
Organizational and Structural Support for Prevention of Diagnostic Errors
················ Shin-ichi Toyabe 116

3. Generalist Education Practice Report
The Plasticity and Possibility of Human-beings
················ Eiji Motonaga 126
Editor's Comment ················ Yuzo Takahashi 130
To provide high quality medical care in Saiseikai Kumamoto Hospital
················ Hiroyuki Muranaka, etr 131
Editor's Comment ················ Shunzo Koizumi 135
New employee multi-disciplinary training through off-the-job training to nurture a "regional medical mindset" ················ Kota Ochiai 136
Editor's Comment ················ Masanobu Okayama 140

4. JCGM Forum
Opinion ················ 142
Topic ················ 146
Generalist Report ················ 147
Journal Club ················ 152

INDEX ················ 160

ジェネラリスト教育コンソーシアム
Japanese Consortium for General Medicine Teachers
設立趣意書

　私たちは，本研究会を，ジェネラリストを目指す人たちを育てる Teachers の会として設立しました．
　2010 年に日本プライマリ・ケア連合学会が設立され，ジェネラリストの養成が焦眉の急となっております．すでに家庭医療専門医および病院総合医の認定医・専門医制度は日本プライマリ・ケア連合学会で動き出しております．また旧日本総合診療医学会はその学会誌「総合診療医学」誌上で二度にわたり病院総合医の特集号を刊行しています．私たちは，これらの成果の上に立ち，ジェネラリストが押さえておくべきミニマム・エッセンシャルを議論するとともに，日々の実践に有用な診療指針を学ぶ場を，この研究会で提供しようと思います．
　繰り返し問われてきた分化と統合の課題への新たな挑戦として，わが国のジェネラルな診療への鋭い問題提起となり，医学・医療の発展の里程標として結実することが，この研究会の使命だと私たちは考えています．
　本研究会の要点は，下記のとおりです．

目的：
　「新・総合診療医学―家庭医療学編」および「病院総合診療医学編」(2 巻本として株式会社カイ書林より 2012 年 4 月刊行) の発刊を契機に，これからの家庭医・病院総合医の学びの場として，本研究会を設立する．

活動内容：
　本研究会は，Case based learning + Lecture を柱とする症例検討会およびプラクティカルな教育実践報告の場である．

研究会のプロダクツ：
　提言，症例と教育レクチャー，依頼論文および教育実践報告（公募）を集積し吟味・編集したうえで，「ジェネラリスト教育コンソーシアム」として継続して出版する．

事務局：
　本研究会の事務局を，株式会社尾島医学教育研究所に置く．

2011 年 8 月

「ジェネラリスト教育コンソーシアム」設立発起人
　藤沼康樹（医療福祉生協連家庭医療学開発センター；CFMD）
　徳田安春（地域医療機能推進機構 (JCHO) 本部顧問）
　横林賢一（広島大学病院　総合内科・総合診療科）

Editorial

我々は日本における診断エラーにどのように対峙すればよいのか？

綿貫　聡・藤沼　康樹

　今回，我々は2018年11月に関東労災病院で行われた第14回ジェネラリスト教育コンソーシアムにおいて，診断エラーについての議論を行った．当日はインタラクティブなワークショップを中心に執り行いつつ，依頼論文についてはその学術的な裏打ちとともに，日本におけるこの領域の現状を示していただく形で本書の構成を行った．以下にそれぞれの項目についてみていくこととしよう．

　"診断エラー総論"，"誤診と医療過誤訴訟"においては，国際的な診断エラーの定義と日本における"誤診"という言葉の問題，診断過誤についての法的解釈・医療訴訟への対策について学ぶことができるだろう．

　"診断エラーでの大切な要素，認知バイアスとは？"，"安全な診断エラーの振り返り方を考えよう"，"ウラ診断学"，"陰性感情との向き合い方"，"診断エラー改善のための臨床推論教育"では診断エラーの主要な要素である認知バイアスの概観を把握するとともに，認知バイアスへの向き合い方・振り返り方・教え方を捉えている．

　"診断エラーとPatient Engagement"，"診断エラーを減らすために，医師以外の他職種とどのような連携が可能か？"，"プライマリ・ケアにおける診断エラー"においては，医師以外の医療職・患者・患者家族との連携が診断エラー改善のために大きな役割を果たすことを理解できる．

　"国際診断エラー学会の紹介"，"診断エラー学のススメ"においては，この領域の進歩に大きな役割を果たしてきたSociety to Improve Diagnosis In Medicine(SIDM)と診断エラーの国際学会であるDiagnostic Error in Medicine(DEM)について，また日本における診断エラー領域の第一人者である徳田安春氏らが中心となって行われてきた臨床研究について概観した．

　また，"IT技術の利活用による診断エラーに対する世界的な取り組み"，"海外における診断エラーに対する国家的・組織的な支援体制"においては，今後日本における診断エラーを改善するために組織レベル・国家レベルで取り組むべき課題とともに，臨床現場をサポートしうる診療支援システム(CDSS:Clinical Decision Support System)における世界と日本の現状を学ぶことができるだろう．

　さらに，"診断エラー精選論文集"，"診断エラー精選書籍集"はこの領域においてさらなる学習を進めたいと願う読者にとっての一助となることを期待して付け加えた．

　本書籍の出版により，診断エラーについての国際的な状況と日本の現状について皆様の理解が深まり，今後の日本の医療現場における診断エラーに対する認識が変化するきっかけとなることを期待したい．

2019年12月吉日　綿貫 聡・藤沼 康樹

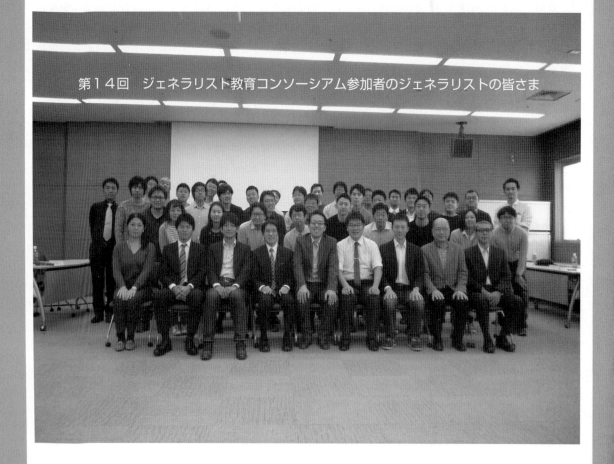
第14回 ジェネラリスト教育コンソーシアム参加者のジェネラリストの皆さま

診断エラーに立ち向かうには

Introduction

Lecture
　診断エラー総論
　診断エラーでの大切な要素－認知バイアスとは？－

workshop
　安全な診断エラーの振り返り方を考えよう

Luncheon Seminar
　国際診断エラー学会の紹介
　診断エラー学のススメ

workshop
　ウラ診断学
　診断エラーと Patient Engagement

Tips
　診断エラーを減らすために，医師以外の他職種と
　どのような連携が可能か？
　診断エラーに効く精選書籍集
　診断エラー精選論文集

1.

Introduction

綿貫 聡

東京都立多摩総合医療センター 救急・総合診療センター

　世話人の東京都多摩医療センターの綿貫聡です．私は今回「診断エラーに立ち向かうには」で冒頭のレクチャーをいたします．今回のコンソーシアムの全体の中で，診断エラーというテーマそのものに対して，様々な角度から支援をいただいて，知識に対する理解を深めていただくことだけではなく，実際にご自身の職場に帰られたときに，診断エラーに関して振り返りをすることができ，また日常診療の中で診断エラーの視点を持って改善し，エラーが発生したときに的確な振り返りができるような職場の雰囲気をつくれることを大きな目的にしています．本日は，全国各地から講師や参加者の先生方にお越しいただきました．可能な限り良いプロダクトを出したいと願っています．

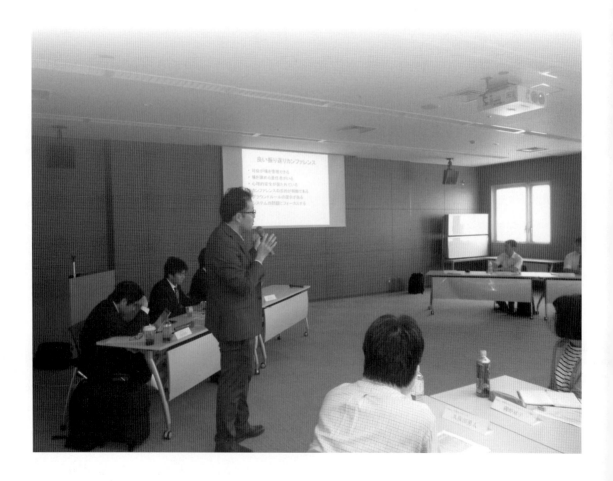

診断エラー総論

綿貫 聡

東京都立多摩総合医療センター 救急・総合診療センター

　診断エラーということばを聴かれると，"診断"ということばのために臨床推論を想起されると思います．私も，臨床推論の観点から，診断がうまくつけられるにはどのようにして学んでいったらよいかを考えたときに，診断エラーということばに出合いました．ほかの方向からみると患者安全という視点も大きいものがあります．1999年にアメリカのInstitute of Medicineが出したリポートの中で，診断エラーに言及された部分はごくわずかでした．2015年には新しいリポートが出まして，このあたりから世の中に診断エラーということばに関心が高まってきました．

　最初にお伺いしたいのですが，「今まで診断を間違えたことがない」という方はいらっしゃいますか？意地悪な質問をしていますね．いらっしゃらないですよね．今日ここに参加されたということは，実際に間違えた経験があって，どうしてこうなったのか，もやもやしたものがあって，今回その解消をしに来られたのではないでしょうか．

　トロントの救急医のBrian Goldmanが2010年に，「Doctors make mistakes. Can we talk about that?」というテーマで，TEDで講演をしています．医者が間違えるというのをオープンにしてディスカッションできますか．やはりしにくいものです．日本がそうなのかというと日本だけではありません．世界中でそうなのです．このTEDを見ていてもそのようです．診断エラーの話題は決してポジティブな話題だけではなく，医者が間違えるのは不都合な真実でありタブーであるというのが風潮としてあるようです．このことは，私どもがこの分野についての学習を深めていく中で，非常に大きな課題であると思っています．

　diagnostic errorを「診断エラー」とこの会では訳しておりますが，米国医学研究所が2015年に出した定義は，Box 1のとおりです．診断エラーについては，2005年ころからいくつかの定義が出ています．たとえばBox 1の3つの分類，見逃し，誤診，遅れのいずれかにあてはまれば診断エラーであるというのは，2005年にGraberが述べています．この3つについては重なる部分もあ

BOX 1　診断エラーとは

■ 米国医学研究所の定義
　■ 健康問題について正確で適時な解釈が為されない
　■ その説明が患者に為されない

■ 3つの分類
　■ 見逃し (Missed diagnosis)
　■ 誤診 (Wrong diagnosis)
　■ 遅れ (Delayed diagnosis)

Improving diagnosis in health care:
The National Academy of Sciences

りますし，重ならない部分もあります．2015年のNational Academy of Scienceの定義では，説明が患者に十分になされないというコミュニケーションの部分も含めて定義されています．それぞれの思いがあってこのような定義がなされているのですが，診断エラーの定義は複数提唱され，いまだ一つに定まっていません．こういうと皆さんは意外に思われるかもしれませんが，例えば高血圧の定義はどうでしょう．20～30年診療をされている方は，定義がかなり変わってきていることを理解されていますね．糖尿病でも，HbA1cの基準値も年々変わってきています．同じようなものを取り上げていたとしても，概念が少しずつ変化してきています．診断エラーの領域でも同様で，最近定義として最も普及しているのが2015年の米国医学研究所の定義であるということをお伝えしておきます．そしてその中には，診断に関して適切な解釈がなされないということだけではなく，その説明が患者になされない，コミュニケーションの部分まで含まれているということを，大事なポイントとして押さえていただきたいと思います．

■ 頻度

次に頻度の話をします．これもデータによって様々です．一般外来での診断エラーの頻度はどのくらいか，というとどうでしょうか．実は5%程度と言われています（Box 2）．アメリカのデータしかないのですが，日本で診断エラーの頻度はどのくらいでしょうか．訴訟関連で出されたデータなど少しずつ出てきていますが，日本のデータはあまりないです．どのくらいのカウントかというと，全米で1年間に1,200万人の成年患者が診断エラーに出会うといわれています．そのうち半数が医学的に問題になるといわれています．日本でのデータも出していく必要があります．

■ 診断エラーでよく間違われる解釈

診断エラーは，何か事が起こると，個人の知識や技術の不足に大きな問題があるとされがちです．実際はそうではありません．エラーを犯した人は，もしかしたら，エラーに直面させられただけなのかもしれない．このように考えることは大切な視点です．結果的には組織の怠慢で，人的組織が不足していたり，環境が悪かったり，診療しやすいように組み立てられていないシステムの問題があるかもしれません．そういう面を踏まえて，すべての責任は最終的にその人が担うことになり，もしかしたら刑事訴訟で訴えられて収監されるかもしれません．しかし決してその人だけの問題ではなく，全体の問題がその人に降ってきただけなのではないか．この視点を持つことが重要です．

■ なぜ診断エラーが起きるか

これから3つの視点から，なぜ診断エラーが起きるかを述べていきます（Box 3）．

BOX 2

Diagnostic Errors 5%

・全米で1年間に1200万人の成年患者が診断エラーに出会う
・そのうち半数が医学的に問題になる

外来での頻度はどのくらい？

BMJ Qual Saf. 2014 Sep;23(9):727-31.

BOX 3

なぜ診断エラーが起こるか？

■ 診断プロセスの複雑性
■ 認知バイアスの影響
■ システムの影響

1 診断プロセスとは？

患者が何か症状が出てきて，健康問題を抱えて医療機関を受診するというのが，病歴のステップの前にあります．そこで医師が病歴をとって，身体所見をとり，頭の中で仮説を立て情報統合がなされます．検査が行われるあたりでいろいろな職種の人が登場します．またコンサルテーションが行われ，そこで複数の医療者が関わります．その後入院する場合もありますし，外来でフォローアップがされるかもしれません．いずれの過程においても判断が行われ，問題が生じる可能性があります．ご覧の通り，診断においてはかなりの数の過程が組み合わさっていくことがわかります．スイスチーズモデルということばをお聞きになったことがあるかと思います．スイスチーズの穴が一直線にそろう事象がまれに起こってしまいます．通常であれば大きな事象はなかなか起こらないのですが，大きな事象が起こるときは，小さな問題点が多数組み合わさって，運悪く重なりあうときには大きな事象になってしまう．診断エラーに関しても，小さな診断エラーがあるだけならいいのですが，それが一直線に重なると大きな有害事象につながってしまう可能性があるということは認識しておく必要があります．

2 認知バイアス（Box 4）

認知を理解しやすい例をお示しします．（Box 4を示しながら）真ん中の図はどう見えますか．13に見える方もいれば，Bに見える方もいます．縦に読むか横に読むかという文脈があって，その文脈によって解釈が変わる．真ん中の字は変わらないのですが，それがどう見えてくるかは大きく異なります．（Box 5）この絵はどう見えますか．

ウサギかアヒルか．どう見ているかによって，必ず事実を正確に捉えるかは難しい．解釈が間違っていたら，間違いと結果的に言われてしまう．認知バイアスということばを，わかりやすく言えば，都合のいい解釈に騙される，という表現になります（Box 6）．これは難しいのです．結果的に間違っていたら，認知バイアスにやられたという言い方になります．そこにバイアスがあるのかどうかを診断のタイミングでつかむのは現実には難しいです．一応こういう視点があるということをご理解ください．

私たちは，今いる場所から，行きたいところにまっすぐ行ってしまうという傾向があります．ノーベル経済学賞のDaniel Kahnemanは，『ファスト&スロー』という本を書いています．行動科学や認知領域の分析に関して述べていますが，人間の頭はあまりよくできていません．結構ショートカットしていって，短絡的に考えていて，パッと判断ができて，都合の悪いことは忘れたり見なかったりする能力が人間の頭にはあります．だから私たちは日常疲れないで生活できるわけです．人間の頭が毎回正解を見出すのかというとそうではないということを私たちは理解しておいたほうがいいです．私たちの頭は，決してすごく優れているわけではないかもしれないということを，認

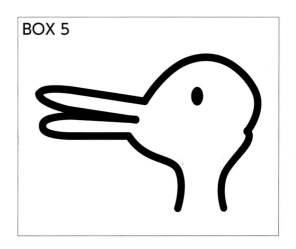

知バイアスという視点においては，持っていたほうがよいのです．

3 システムの影響

救急患者が狭いところに横並びになって，お互いに声掛けをしているような場面です．こういうところで予想されることはなんでしょうか？騒がしいですね．そして情報が錯綜します．救急外来はどこもこんな感じかもしれませんね．このように忙しいところはエラーを引き起こしやすいと言われています．その理由を言語化してみましょう（Box 7）．このような環境は，そもそも意思決定をするのには非常につらい環境です．不確実性がたくさんあって，雑音がうるさい，意思決定の密度が高く，認知負荷が高い/仕事量が多い，複数のシステムが絡む，割り込みが多い，時間の制約がある，身体的・感情的なストレスがある．おそらく参加者の皆さんは当直や市中病院で働いている方が多いと思います．診療所でも厳しい環境におかれていると思います．私たちが日常生活を送っている場所は，意思決定をするにはつらいところです．こういうところでどんなことが起きるでしょうか．

Box 8に示すように，忙しい状況では，違反を犯しやすいのです．自信がある振りをする，リスクを取りに行く，安全文化の欠損，不適切な個人や集団の傾向に流される，ずさんな監視，逸脱の標準化，こういったことがよくあります．このような診断エラーが起こりやすい状況が我々の周りには存在するという事をご理解いただけるとよいと思います．

■まとめ（Box 9）

診断エラーは，米国医学研究所が2015年に定義したものでは，健康問題について正確で適時な解釈が為されない，ということと，その説明が患者に為されないという2つから成り立っています．

知識・技術不足による診断エラーは全体の中では僅かなものであるというのが，われわれのコンセンサスだと私は思います．

そしてこのセッションでは，診断プロセスの複雑さ，認知バイアスの影響，またシステムの影響などにより診断エラーが発生するということを述べました．

BOX 6

認知バイアス＝
都合の良い解釈に騙されること

BOX 7　診断プロセスとは？
- 不確実性がたくさん
- 雑音がうるさい
- 意思決定の密度が高い
- 認知負荷が高い/仕事量が多い
- 複数のシステムが絡む
- 割り込みが多い
- 時間の制約がある
- 身体的・感情的なストレス

BOX 8　忙しい状況では，違反を犯しやすい
- 自信がある振りをする
- リスクを取りに行く
- 安全文化の欠損
- 不適切な個人や集団の傾向に流される
- ずさんな監視
- 逸脱の標準化

BOX 9　まとめ：診断エラーとは？
- ■ 米国医学研究所の定義
  健康問題について正確で適時な解釈が為されない
  その説明が患者に為されない
- ■ 知識・技術不足による診断エラーは全体の中では僅かなものである
- ■ 診断プロセスの複雑さ，認知バイアスの影響，システムの影響などにより診断エラーが発生する

Lecture

診断エラーでの大切な要素 − 認知バイアスとは？ −

山本 祐

自治医科大学　地域医療学センター総合診療部門

本日は3つの内容をお話しします．

1つ目は，われわれが診断を考えていく思考過程を最初に皆さんと共有したいと思います．

2つ目は，今回のメインテーマである認知のゆがみを中心に，なぜ間違ってしまうのかをお話ししたいと思います．

最後にそのまとめ，という流れで進めます．

1. 臨床推論とは−診断推論プロセスについて

臨床推論ということばは，よく聞かれると思います．実は，臨床推論の定義は確立されてはいません．いろいろな文献によって様々な定義がなされているのです．理解しやすい定義は，患者の有する健康問題を明らかにし，解決しようとする際の思考プロセスやその内容（Box 1）というものです．ここには3つの内容が含まれています（Box 2）．1つは，患者が持っている健康問題は何かを明らかにしようという思考過程，2つ目は，それをどうやって解決していこうかという治療・マネジメントに関する思考過程，3つ目は，診断とマネジメントの両方にかかわってきますが，一人として同じ患者はいませんので，様々な価値観，様々な状況の中で，お互いの価値を大事にしながら一緒に考えていく共同意思決定．こういった3つの内容が含まれています．

本日は特に診断推論のプロセスをまずは解説しますが，2006年にどうやって診断推論を教えるかについて述べた，N Engl J Med.の論文の代表的な図をお示しします（Box 3）．患者の持っている物語から，情報をわれわれは手に入れていきます．たとえば問診，身体診察，あるいは検体検査や画像検査で情報を入手します．そしてこの情報が頭の中で検索されていってどういう病の物語と合致するか，そしてそれがその病気らしさがこの人にあるかどうか，こういったことを繰り返すことで診断に近づいていきます．

BOX 1　　臨床推論の定義

患者の有する健康問題を明らかにし，

解決しようとする際の

思考プロセスやその内容．

BOX 2　　臨床推論の内容

■ 診断推論

■ 治療・マネジメントに関する推論

■ 臨床的意思決定

先ほどダニエル・カーネマンの話が出ましたが，現在2つの思考をわれわれは行っているのではないかというのが一般的に受け入れられてきています．この二重プロセス理論（**Box 4**）は，実はダニエル・カーネマンより前に，心理学者のキース・スタノビッチとリチャード・ウェストが提唱して，その後ダニエル・カーネマンが展開したのです．ダニエル・カーネマンは行動経済学に特化して広めていき，2002年にノーベル経済学賞を受賞しました．

思考過程には2つあります．速い思考と遅い思考に関しては日本語でも書籍が出ています．これを臨床に応用して，われわれの思考過程を考えていくと，2つの思考過程があるのではないかと思われます（**Box 5**）．1つは患者の情報を見た瞬間にわかる直観的思考，もう一つは，患者が持っている問題は何かを時間をかけて分析していく分析的思考です．この2つをわれわれは使っています．その特徴を示します．直観的思考は非常に速い．見た瞬間に「あ，これだ」とわかります．上級医の指導医の先生が，「これでしょう」と非常に速い思考で，かつ正しい診断にたどり着く確率が高い．その一方で，様々な状況によって考えがゆがめられやすいという特性があります．また医学生や初期研修医は，どちらかというとまだ分析的に物事を考えなければ正しい診断に行きつきにくい段階にあります．網羅的に診断を考え，鑑別診断のリストを使って時間をかける．この手順なら診断の誤りは少ないかもしれませんが，時間の制約の中でどうするかが課題となります．

イメージの例：
System 1の例（Box 6）：40代男性，突然，バットで殴られたみたいに，ものすごく頭が痛くなった！！こういう人が来たら，暴漢に襲われたのではなくて，クモ膜下出血ではないかというパターン認識になります．

同じように，2歳の男の子がお母さんと歩いていたときに，転びそうになってお母さんが手を引き上げたとき，手が動かなくなって救急外来に来たら，それは肘内障ではないか．これも同じパターン認識です．

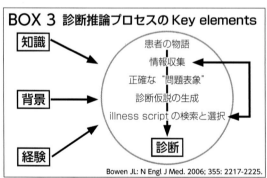

また皮膚科や眼科の領域は，視覚を使ってパターン認識をしていることが多いのです．

System 1 の例（Box 7）：30代女性，朝起きて鏡を見たら目が赤い！他に痛みやかゆみなどの症状はない．パッと見た瞬間に，これは結膜下出血とわかります．これが視覚を使ったパターン認識です．

またほかに思考の近道，経験則というものもあります．

System 1 の例（Box 8）：20代女性，2日前からの発熱，多関節痛，腰痛，問診票には「以前から口内炎ができやすい」，なんとなく両頬が赤い！？「あれ(SLE)かな」と思いつきます．これはパターン認識とは違って，このような情報の並びがわれわれの思考の近道，ヒューリスティクスを使わせているのです．

次に分析的思考の例を示します．

System 2 の例（Box 9）：10代女性，1週前から，40℃の発熱，全身性リンパ節腫脹，肝機能障害．こういう方が紹介で外来に来ました．一瞬，「これ（伝染性単核球症）ではないか」と思っても，ほかの可能性はないかと考えます．患者に話を聞いたり，診察をすると思います．鑑別診断のリストを挙げながら診療します．

System 2 の例（Box 10）：30代女性．主訴は臍周囲の痛み．よく研修医の先生と話すのが，ここにある臓器は何か，そしてそこに起きている病気のメカニズムは何か，ということを分析的に行っていく方法です．系統的アプローチと言います．1つは解剖学的にそこにある臓器を外から内側に向かって考えていき，あるいは解剖学的な臓器以外にも何があるかを考える．もう一つは病気の原因は何か．Box 11, 12 の2つの軸をもって考える．頭の中で，Box 13 の表を分析的に埋めながら，ここにある病気は見落としやすいかもしれない，などと考えながら行います．

われわれは患者の情報を手に入れたときに，直観的に認識するプロセスと分析的に解釈していくというプロセスの2つを使っているのです(Box 14)．そして最終的に診断にたどりつくというのが現在考えられている診断のプロセスです．

BOX 7　System 1　パターン認識
- 30代女性
- 朝起きて鏡を見たら目が赤い！
- 他に症状はない

BOX 8　System 1　ヒューリスティクス
- 20代女性
- 2日前からの発熱，多関節痛，腰痛
- 問診票には「以前から口内炎ができやすい」
- なんとなく両頬が赤い！？

BOX 9　System 2　鑑別診断リスト
- 10代女性
- 1週前から
- 40℃の発熱
- 全身性リンパ節腫脹
- 肝機能障害

BOX 10　System 2　系統的アプローチ
- 30代女性．主訴は臍周囲の痛み．

【解剖学的な軸】　　【病因の軸】
臍周囲にある臓器は？　VINDICATE－P

2. 診断エラーの要因－われわれはなぜ誤ってしまうのか？

それでは2つの思考プロセスを使っても、われわれはなぜ診断を誤ってしまうのでしょうか。特に認知バイアスのところをお話しします。先ほど綿貫先生から診断エラーの頻度のお話がありました。外来のセッティングでは5％くらいということでしたが、剖検例を中心に入院患者を後方視的にみていって、どのくらいエラーがあったのかを調べた報告があります。それによると診断エラーの頻度は10～15％であったと言われています（Box 15）。少しデータが古いので、画像検査などが進歩してきた現在では頻度は変わるかもしれませんが、それでもかなり多い頻度です。

診断を誤ったときに、これはさすがに無理でしょうというようなプレゼンテーションや、非常に珍しい病気であったりする可能性は、果たしてどの程度でしょうか。やはり圧倒的に多いのは、後から振り返ると、どうして自分は間違ったのか、この病気は知っていたのに何で間違ったのか、ということのほうが非常に多いのではないでしょうか。

BOX 11　解剖学的な軸

臍周囲にある臓器

皮膚	小腸
皮下組織	大腸
筋肉	膵臓
腹膜	腎臓
肝臓	血管
胆道	
胃	関連痛（心臓，卵巣，陰嚢などから）
十二指腸	その他

BOX 12　病因の軸
※ VINDICATE = 証明する

- **V**（**V**ascular）：血管
- **I**（**I**nfection/ **I**nflammation）：感染症／炎症
- **N**（**N**eoplastic）：腫瘍
- **D**（**D**egenerative）：変性
- **I**（**I**diopathic/ **I**atrogenic/ **I**ntoxication）：特発性／医原性／中毒
- **C**（**C**ongenital）：先天性
- **A**（**A**llergy/ **A**utoimmune）：アレルギー／自己免疫
- **T**（**T**rauma）：外傷
- **E**（**E**ndocrine & metabolic/（**E**lectric）：内分泌・代謝／（電気的）
- **P**（**P**sychiatric）：精神性

BOX 13　System 2　系統的アプローチ

■30代女性．主訴は臍周囲の痛み．

	皮膚	皮下組織	筋肉	腹膜	肝臓	胆道	胃	十二指腸	小腸	大腸	膵臓	腎臓	血管	その他
V														
I														
N														
D														
I														
C														
A														
T														
E														
P														

BOX 14　意思決定のデュアル・プロセスモデル

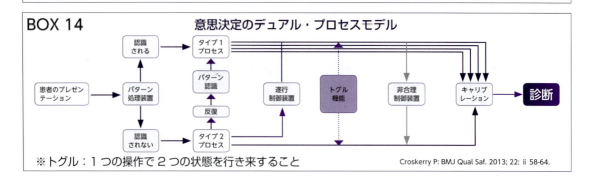

※トグル：1つの操作で2つの状態を行き来すること

Croskerry P: BMJ Qual Saf. 2013; 22: ii 58-64.

エラーの要因（Box 16）は，大きく2つあります．1つは，システムの要因です．もう1つは，情報収集や解釈に影響する認知心理的要因です．Box 15 の 2005 年の文献だと，100 例の診断エラーのうち全く過失がないのは7例存在しましたが，要因の多くはシステムと認知心理的な要因であり，かつその両者が絡み合って起こってくると言われています．100 例の診断エラーに 592 件のエラー要因があり，その多くにこの2つが絡んできます（Box 17）．システムの要因には，例えば患者が来た病院の検査の機器のキャリブレーションがうまくなかったとか，CT が止まっていて検査ができなかったとかということも含まれます．あるいは職種間のコミュニケーションがうまくいかなかったなども含まれています．

また認知心理的な要因では，すでにご紹介があったように，知識や技術の不足ということよりも，圧倒的に多くが，情報統合の誤りです．本日は臨床経験が豊富な方がたくさんいらっしゃっていますが，自分は初期研修を始めたころに比べて，患者と話をして，的確に情報を得る力が格段に上がってきていると実感されているのではないかと思います．また，あいまいであった知識も，何回も繰り返すことで，それが正しい知識，あるいはうまく使えるようになってくるのは臨床経験と関連していると言われています．一方で，臨床経験と無関係だと言われているのは，情報の統合・解釈です（Box 18）．どんなベテランでも，どんな若手でも診断を誤ることがあると認識する必要があるのです．

繰り返しになりますが，2つ大きな要因はシステム要因と認知心理的要因です（Box 19）．これをわかりやすく分類する方法が何個か提唱されています．今日ご紹介したいのは，状況要因，情報収集，情報統合の3つに分ける方法です（Box 20）．Box 21 に状況要因を示します．これはほとんどが先ほどのシステムの要因です．また情報収集と情報統合は，先ほどの認知心理的な要因です．例えば状況要因では，ストレスとか当直で疲れているとか，患者が非常に多いなど，こういった非常につらい状況が挙げられます．また，もう一つは劣悪な労働環境です．設備が使いにくいとかマ

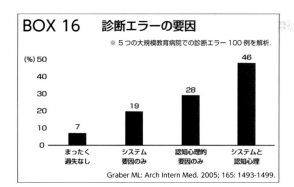

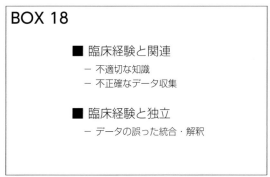

BOX 19　診断エラーの要因

- システム要因
- 認知心理的要因

BOX 20　診断エラーの要因

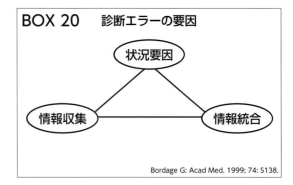

状況要因 — 情報収集 — 情報統合

Bordage G: Acad Med. 1999; 74: S138.

BOX 21　状況要因

■ 医師
- ストレス
- 労務過多・疲労
- 時間不足
- 患者に対する陰性・陽性感情
- 医師個人の気分・人格

■ 環境
- 人手不足・不適切な人員配置
- 劣悪な労働環境
- 診断設備・情報参照手段の不足
- 連絡手段の不備

BOX 22　当直明けのパフォーマンス

■ 24時間覚醒時（完徹の朝）のパフォーマンスレベルは，アルコール血中濃度が約0.1％である状態と同等．
　※アルコール血中濃度0.1％：体重60kgの人がビール1,000mLを飲んだ状態．
Dawson D: Nature. 1997; 388(6639): 235.

■ 普通の医師，オンコール医師，睡眠をとっていない医師のパフォーマンスを比較・検証．
- エラー数，ストレス，業務にかかる時間は過酷な勤務状況にあるほど増加．
- 注意力は過酷であるほど低下．

Taffinder NJ: Lancet. 1998; 352(9135): 1191.

BOX 23　情報収集

■ 不完全な病歴聴取や身体診察
- 重要な情報の見落とし

■ 過度のデータ収集
- 情報の重み付けができない

■ 他者の得た病歴や診察への過度の依存
- 引き継ぎ，コンサルテーション

BOX 24　情報統合

■ 認知心理的要因　Cognitive Disposition to Respond
・反応への認知的傾向
・日常的に遭遇しうるバイアス

知られているものは **100以上**．

Croskerry P: Acad Emerg Med. 2002; 9: 1184-1204.
Croskerry P: Academic Medicine. 2003; 78: 775-780.
Croskerry P: N Engl J Med. 2013; 368: 26.

BOX 25　Representativeness　代表性

■ 20代女性
■ 2日前からの発熱，多関節痛，腰痛
■ 問診票には「以前から口内炎ができやすい」
■ なんとなく両頬が赤い！？

● 典型的と思われる事項の確率を過大に評価しやすい．

BOX 26　Gambler's fallacy　賭博者の誤謬

■「今晩は3人もアッペを診たぞ」
■「次の患者もまた腹痛か．もうアッペはないだろう」

● ある事象が高頻度に起こると，その後はそれほど起こらないだろうと考える（逆もあり）．

　個々の患者さんの事前確率は
　他の患者さんの影響を受けない

ンパワーの問題もあります．先ほどの職種間のコミュニケーションの問題もここに入ります．連絡手段がうまくいかないこともシステムの要因として挙げられます．

Box 22 に当直明けのパフォーマンスを示します．ビール中瓶2本飲んだときの判断力，お酒好きな方ですとそのくらいが気分はいいかもしれませんが，実は思ったより判断力は低下しています．また普通の医師，オンコール医師，睡眠をとっていない医師のパフォーマンスを比較すると，疲れているとエラーが起こり，注意力が落ちることもわかっています．

情報収集では，患者から情報がうまく取れたか，病歴を正しく取ったか，診察を適切に行ったかが問われます．情報収集も疲れているとうまくいかないのですが，ではたくさん情報を得ればいいのかというと，逆に何が大事か見えなくなってきます（Box 23）．また，引き継ぎ，コンサルテーションでは非常にエラーが起きやすいです．ほかの先生が先に診た患者や紹介状できた患者では，事前情報がわれわれの思考に影響してくるためです．

最後の情報統合（Box 24）は，認知心理的な要因で成り立っています．われわれは何か特定の事象を見たときにある一定の方向に思考が進みやすい．結果に向かってぽんと飛びたい．これはバイアスとも言えます．これに名前がついているものが100以上あります．今日の目的は100以上の名前を皆さんと覚えるのではありませんが，そのうちの何個かを紹介したいと思います．

代表的なものは2つに分類でき，有病率の見積もりを誤ってしまうものと，情報の統合解釈の推論プロセスに影響するものになります．

例えば，代表性があります（Box 25）．20代女性，2日前からの発熱，多関節痛，腰痛，問診票には「以前から口内炎ができやすい」，なんとなく両頬が赤い！？

こんな方が来たら何だと思いますか．
（フロアから）スナップ診断でSLE？

その通りです．つまり典型的と思われる事項の確率をわれわれは過大に評価しやすい．プログラミングの用語で，ある鳥が鴨のように見え，鴨のように泳ぎ，鴨のように鳴くならば，それはたぶん鴨である，というものがあります．このようにわれわれは短絡的に考えがちです．これを代表性といいます．ポイントは有病率で，実はSLEの有病率はそこまで高くないのです（Box 25）．もしかしたらインフルエンザや腎盂腎炎のほうがずっと高いかもしれない．しかし，疾患頻度を無視して，自分の持つ疾患プロトタイプにどのぐらい合致するかだけで判断する．これを戒めるものとして，蹄の音を聞いたらシマウマではなく馬を考えよ，という格言があるのです．難しいのは，珍しい病気もまれに起こるということです．つまりまれな病気を全く考えないと診断できない．蹄の音を聞いたら，もしかしたらシマウマかもしれない．

そしてもう一つ，今日は全国のいろいろなところから参加していただきましたが，診療している場によって，シマウマが珍しくない場所があるということも大切です．私は自治医大で働いていますが，そこに奄美大島で働いていた先生が以前おられました．好酸球増加の人が入院した時に，私が「好酸球増加なので，こういった病気を考えたほうがいい」と分析的に言ったところ，「先生すごいね，奄美だとほとんど糞線虫症なんだよね」と言われ驚きました．自分がどこで診療しているかも大事なのです．

Box 26 に賭博者の誤謬というものを示します．「今晩は3人もアッペを診たぞ」「次の患者もまた腹痛か．もうアッペはないだろう」と考えるようなもののことです．われわれは，ある事象が高頻度に起こると，その後はそれほど起こらないだろうと考えます（逆もあり）．個々の患者さんの事前確率は他の患者さんの影響は受けないのです．

ここからは，推論プロセスの話をします．Box 27 は，利用可能性バイアスです．今日の外来はノロ，ノロ，そしてノロ．次の患者は「下痢，その後から腹痛」．どう思いますか？
（フロアより）ノロ？

そうですね．思い出しやすく，すぐに頭に浮かぶ．ほかには，アンカリングというのもあります

BOX 27　Availability bias　利用可能性バイアス

■ 今日の外来はノロ，ノロ，そしてノロ．

■ 次の患者は「下痢，その後から腹痛」

| 思い出しやすい　…　想起の容易性 |
| すぐに頭に浮かぶ　…　検索の容易性 |

BOX 28　Anchoring　アンカリング

■ 72歳の男性．高血圧症がある喫煙者．

■ 1時間前に急に始まった「胃の痛み」

急性胃炎か胃潰瘍じゃない？

| 初期に得られた情報の |
| 特殊な点に固執してしまう |

BOX 29　Confirmation bias　確証バイアス

■ 72歳の男性．高血圧症がある喫煙者．
■ 1時間前に急に始まった「胃の痛み」
　急性胃炎か胃潰瘍じゃない？
■ 腹部診察は異常なし．
　まあ，そんなこともあるよね！

| 自分の仮説に都合の悪い情報を無視 |

BOX 30　Overconfidence bias　自信過剰バイアス

■ "だって，○○先生がこう言ってましたよ"

| 専門家や自分自身の判断を |
| 過剰に信頼してしまう |

BOX 31　Hassle bias　ハッスルバイアス

■ 消化器内科医志望の卒後4年目フェローの外来．
■ 72歳の男性．高血圧症がある喫煙者．
■ 1時間前に急に始まった「胃の痛み」
■ 腹部診察は異常なし．
　よしっ，上部消化管内視鏡とエコーだな！

| 自分が肉体的・精神的に |
| 楽に処理できるような仮説に傾く |

BOX 32　Maslow's hammer　マズローの金槌

「ハンマーを持つ人には，すべてが釘に見える．」

Law of the instrument
道具の法則

Maslow AH: "The Psychology of Science" : A Reconnaissance. 1966.

BOX 33　Commission bias　遂行バイアス

■ 消化器内科を標榜するクリニックの外来．
■ 36歳の男性．既往歴に特記事項なし．
■ 2日前から続いている「胃のムカムカ」．
■ 警告症状はなく，腹部診察は異常なし．
　今日，これから胃カメラやりましょう！

| 経過観察よりも，よい結果を得よう |
| として何か行動を起こす傾向 |

BOX 34　Framing effect　枠組み効果

■ 当直のベテラン医師から引き継いだ65歳の男性．

【電話での申し送り】
明け方に背部痛で来た患者さんを入院させてるから〜．
なんか微熱があって，CTで左胸水があるんで胸膜炎だね．
かなり痛がってたんで，ペンタゾシン使ったらマシみたい

胸膜炎…，か．

| 情報提示のされ方により |
| 聞き手の思考過程に影響を与える |

（Box 28）．72歳の男性．高血圧症がある喫煙者．1時間前に急に始まった「胃の痛み」で外来に来ました．胃炎か胃潰瘍じゃない？ われわれは初期に得られた情報の特殊な点に固執してしまう．心窩部痛なので心窩部に錨を下ろすと，船は残念ながら心窩部の周りしか動けない．そうすると胃や十二指腸，せいぜい胆道，肝臓，膵臓までというところです．この患者さんは教訓的です．72歳の男性．高血圧症がある喫煙者．1時間前に急に始まった「胃の痛み」．「急性胃炎か胃潰瘍じゃない？」と思うと，腹部診察は異常なしでも「まあ，そんなこともあるよね！」と，自分の仮説に都合の悪い情報を無視してしまう．これを確証バイアスと呼びます（Box 29）．「矛盾しない」という言葉を多用するのは危ないのです．

さらに上乗せになるのが，Box 30 の自信過剰バイアスです．"だって，〇〇先生がこう言ってましたよ"と，専門医の判断を過剰に信頼してしまうと考えを修正しにくくなります．

上述の患者ですが，消化器内科医になりたい後期研修医が診察したらどうでしょうか．「よしっ，上部消化管内視鏡とエコーだな！」となるかもしれません．技術を持っているから，その技術を発揮したい．自分が肉体的・精神的に楽に処理できるような仮説に傾く（Box 31）．例えば胸が痛い人だと，同じ内科外来でも，その先生が循環器が専門であればどうでしょうか．心電図になるかもしれません．その先生が呼吸器だったらどうでしょうか．気胸とか肺がんとしてX線を撮るかもしれません．消化器だったら「GERDかな，食道がんかも？」として内視鏡検査をするかもしれません．実はわれわれは道具を持っていると道具を発揮したくなるという性質があります（Box 32）．「ハンマーを持つ人には，すべてが釘に見える．」こういうことをわれわれは十分認識する必要があります．

今日来られた皆さんを含めて，われわれは患者さんが元気になってほしいという願いが非常に強いと思います．先ほどの患者がもし消化器内科を標榜するクリニックに行ったらどうでしょうか．症状は同じでも，もっと若くて，30代男性がこんな症状で行ったと考えましょう（Box 33）．36歳の男性．既往歴に特記事項なし．2日前から続いている「胃のムカムカ」．警告症状はなく，腹部診察は異常なし．消化器内科の先生は，何もしないよりは何かをしてあげたほうがいいということで，「今日，これから胃カメラやりましょう！」と言うと思います．われわれは何もしないで経過観察よりも，よい結果を得ようとして何か行動を起こす傾向（遂行バイアス）があります．

昨今問題になっているポリファーマシーも，これの典型かもしれません．様子を見るよりも何かをやってあげたいということの積み重ねだったかもしれません．

Box 34 に枠組み効果を示します．当直のベテラン医師から引き継いだ65歳の男性．電話での申し送り：明け方に背部痛で来た患者さんを入院させているから宜しくお願いしますね．微熱があって，CTで左胸水があるのでおそらく胸膜炎だね．かなり痛がっていたんで，ペンタゾシン使ったら少し良くなったみたい．「胸膜炎…，か．」情報提示のされ方により聞き手の思考過程に影響を与えます．

もうひとつ，「診断への勢い」というのがあります（Box 35）．様々な中間段階を経て，十分な根拠なしに診断をつける勢いが増します．いったん診断名がつけられると，他の可能性を排除してしまうのです．

「本能的バイアス」というのもあります（Box 36）．忙しい救急外来の深夜2時．アルコール酩酊状態の50歳男性．何度も吐いてうなっているので連れられてきた．「こんな夜中に酔っ払いが！！」という感情を抱きながら診察に入ることになります．この人は急性膵炎かもしれないし，嘔吐したことが原因の食道破裂かもしれません．われわれは本能や感情に侵されやすいのです．感情を持つと推論プロセスが歪められます．患者に対して陽性・陰性感情を持つと決断に影響を与えます．

こういうものが重畳されますと，"あ，俺もうわかっちゃった！！ これで間違いないっしょ！"と，早々に考えることをやめてしまう．

BOX 35　Diagnostic momentum　　診断への勢い

患者　　　家族　　　救急隊　　　看護師　　　医師

- 「チクチクと胸が痛い」
- 「狭心症発作を起こしてそうです」
- 「急性冠症候群の可能性があります」
- 「急性冠症候群の患者が来ました」
- "急性冠症候群のため救急搬送" とカルテ記載

● 様々な中間段階を経て，十分な根拠なしに診断をつける勢いが増す．
● いったん診断名がつけられると，他の可能性を排除してしまう．

BOX 36　Visceral bias　　本能的バイアス

- 忙しい救急外来の深夜2時．
- アルコール酩酊状態の50歳男性．
  何度も吐いてうなっているので連れられてきた．

こんな夜中に酔っ払いがッ！！

患者に対して陽性・陰性感情を持ち決断に影響を与える

BOX 37　　診断エラーの代表的要因

状況要因	情報収集	情報統合	
【医師】 ストレスや疲労 労務過多や時間不足 患者に対する陽性・陰性感情 医師の気分や人格 【環境】 　人手 　設備	不完全な病歴聴取や身体診察 有用な情報の見落とし 過度のデータ収集 他者の得た病歴や診察への過度の依存 情報提示のされ方による誤認	【有病率見積もりに影響】 代表性 Base-rate neglect Zebra retreat 賭博者の誤謬	【推論プロセスに影響】 利用可能性 アンカリング 確証バイアス 自信過剰バイアス ハッスルバイアス 遂行バイアス 早期閉鎖

BOX 38　残念ながら…

- シンプルケースにSystem 2を使うとかえって正診率が低下する．

	直観	分析
シンプルケース	◎	△
困難ケース	○	◎

Shimizu T: Med Teach. 2013 ; 35(6): e1218-29.

早期閉鎖と呼ばれる強力なバイアスが発動してしまいます．

これまで診断エラーの代表的な状況要因を挙げてきましたが（**Box 37**），情報収集にかかわるもの，そして有病率見積もりや推論プロセスにいろいろなものがかかわってきます．冒頭に，直観的思考はこれらのバイアスに影響されると話しました．ではシンプルに考えて，System 1（直観的思考）をやめれば，診断エラーはなくなるのでしょうか？残念ながら，われわれは，直観的思考を排除できません．これはわれわれの本能なのです．生きていくうえで，より事象をうまく説明できる，より省エネで生きていくためにどうすればいいか．よりうまくいく道は何か．これを進化の過程で選択してきました．われわれの直観は，排除できません．コンピュータでもない限り，直観は排除できない．それは脳のワーキングメモリーとエネルギーをなるべく節約したいからです．

では，System 2（分析的思考）なら診断エラーはなくなるでしょうか？残念ながら，System 1 でも System 2 でもエラーは生じます．診断精度は同等であると言われています．面白いことに，早期閉鎖と確証バイアスは情報収集と情報統合の過程で生じ，System 2 でより起こりやすいとも言われています．さらに，シンプルケースに System 2 を使うとかえって正診率が低下するとも言われています（**Box 38**）．複雑なものは分析的に行うと見落としは少なくなり，まれなものも見つかるのですが，単純なものにむりやり分析的思考を行うと，時間ばかりかかって何が大事かわからなくなると言われます．

診断にかける時間は影響するかというと，診断にかける時間が短いほど診断精度が高い，時間をかけて診断を見直すと，変更した診断は誤りになりやすい，また時間のプレッシャーがかかると初心者は診断を誤りやすい，ということが言われています（**Box 39**）．

■ まとめ（Box 40）

診断の思考プロセスには直観と分析の2つが存在します．この2つを組み合わせながら診断を行っています．残念ながら，認知心理的要因とシステム要因の両者が診断の思考プロセスに歪みを生じさせ，診断エラーをもたらします．System 1（直観）は排除できず，System 2（分析）でもエラーは生じえます．直観は常に存在します．そして分析だけでもうまくいきません．われわれは直観を無意識的にうまく使っています．このタイミングというところで自身をモニタリングし，System 2 を適時発動する．ここが一番のカギだと思いますし，今日のワークショップの振り返りで，皆さんが少しでも持ち帰っていただければと思います．

私からのお話は以上です．ありがとうございました．

BOX 39　診断にかける時間は影響する？

■ 診断にかける時間が短いほど診断精度が高い．
　　Sherbino J: Acad Med. 2012; 87(6): 785-91.

■ 時間をかけて診断を見直すと，変更した診断は誤りになりやすい．
　　Monteiro SD: J Gen Intern Med. 2015; 30(9): 1270-1274.

■ 時間のプレッシャーがかかると，初心者は診断を誤りやすい．
　　ALQahtani DA: Acad Med. 2016; 91(5): 710-6.

BOX 40　　　まとめ

■ 診断の思考プロセスには直観と分析の2つが存在する．

■ 認知心理的要因とシステム要因の両者が診断の思考プロセスに歪みを生じさせ，診断エラーをもたらす．

■ System 1（直観）は排除できず，System 2（分析）でもエラーは生じうる．
　自身をモニタリングし，System 2 を適時発動する必要がある．

Workshop

安全な診断エラーの振り返り方を考えよう
(M&Mカンファレンスの運営を考えよう)

綿貫 聡

東京都立多摩総合医療センター 救急・総合診療センター

　私たちはこれまでいろいろなところで診断エラーのWSをやっていて，振り返りを行ってきました．しかしながら，実際に皆さんが自施設に持ち帰って，振り返りを行っているかどうかをわれわれは知らないのです．私は実際に自分の施設で，比較的大きな規模のM&Mカンファレンスで診断エラーの振り返りをやったことがあります．そうしたところ，炎上しました（笑）．今日午後に和足先生がエラーの振り返りを楽しくやろうというセッションがあります．このような会に来ていらっしゃるのは，各施設で比較的ポジティブに物事が見れて，後出しじゃんけんではなく，状況を変えていくにはどうしたらいいかを考えておられる方々です．しかしながら，皆さんの施設のほかの方々がそうというわけではないでしょう．診断エラーを準備なしに振り返るとどういうことが起こることが予想され，どういうことを考えながらカンファレンスの準備と運営を行っていったらいいのかを，この時間で再現していきたいのです．

このワークショップに参加するとあなたは・・・
1. 診断エラー症例をうかつに振り返ると大やけどするかもしれないことを理解できる
2. 診断エラー症例を振り返る時に，どのような工夫をすると傷つかなくて済むかがわかる

　いろいろ意見はあると思いますが，やる人がつらい思いをしながらやっていくのは結構大変です．そこを何とかしたいと思っています．

　振り返りカンファレンスをやりたいのですが，ここで寸劇をお見せします．私が，医療安全対策室に配属されて卒後10年くらいの医師で，このカンファレンスをやりたいと思って，企画運営を始めたと想定してください．他には診察をした初期研修医の医師と，一緒に診察をしてくれた後期研修医，救急外来と整形外科の医師，幹部級職員も1人ずついます．この場全体が振り返りカンファレンスの会場です．参加者は40人で，院内の医師が集まっています．イメージ的には700床の臨床研修病院で病床稼働率が90％くらい，結構忙しくて救急外来の規模も大きい．このような状況を想定してお聞きください．

Clinical Theater：
綿貫：それでは今日は振り返りカンファレンスの第1回目を行います．皆様には平日の夜のたいへんお忙しい中集まっていただきまことにありがとうございます．本日は救急外来で診断過程がなかなか難しくて，振り返りをしたいなというような事例を，今日は初期研修医役の金子先生と後期研修医役の岩浪先生に救急外来から来ていただきましたので症例提示をお願いします（なお，本日の症例や各個人の役割はフィクションです）．それでは金子先生お願いします．

金子：初期研修医の金子です．よろしくお願いします．症例は70歳の女性でした．朝の5時ころからじわじわと首から肩にかけて疼痛が出現して9時ころに首が回らなくなったということで，walk inで救急外来を受診されました．バイタルは，ご覧の通り安定していて，体形や身なりは普通でジェネラルも良好でした．車いすで入室されていて後頸部正中に圧痛がありました．自動運動はほぼ困難な状態で，左回旋時には特に強い疼痛がありました．

岩浪：後期研修医の岩浪です．彼と一緒に症例を見させていただきました．実際は結構外来が混んでいて，一緒に診るといっても彼に診察を任せていて，自分は自分の患者を診ているという状況でした．診察後のCTを見せていただいたのですが，回旋に制限があるということで，crowned dens syndromeなど，おそらくC1～C2領域に部分に何かがあるのかな，というのを自分も考えました．御本人は全然元気そうで，これは後日整形外科のフォローアップでいいんじゃないかということで，後日の整形外科外来紹介とさせていただきました．

そうしたところ翌日整形外科の先生から，「先生，C2の骨が溶けてなくなっていましたよ」と電話がありました．CTを見てみるとC2のところに骨融解像が見られていたというところで，C2の骨転移と骨融解に伴う頸部回旋障害でした．実際振り返ってみると，この人は肺がんも疑われていて，直前に気管支鏡も行われていたということもありましたが，診断は未確定であり，そこまでは情報を追いきれていなかったという状況でした．

綿貫：ありがとうございました．この症例に関しては，整形外科受診後に緊急入院になりハローベストによる頸椎固定が行われたという経過になりました．たしかに岩浪先生が言うように，カルテ記載を見ると救急外来受診直前に，呼吸器科での気管支鏡目的の入院の記載があり，肺がんが強く疑われる患者でしたが，御本人からは情報が得られなかったのです．その後上下肢の筋力低下が進行してきたとのことで，ご家族から救急外来での対応はどうだったのかと問い合わせがありました．それではフロアのほうからよろしければ質問をどうぞ．

鹿野：研修医の鹿野です．首が全然回らなかったということで，そこに何か異常があるのではないか，もっと掘り下げようとは思わなかったのかなと思います．CT撮られていますが，自分で読影できなかったのであれば，整形外科にコンサルトしようとは思わなかったですか．

綿貫：救急外来も忙しかったようで，難しかったのではないかと思います．

土岐：整形外科の土岐です．このカンファレンスに呼んでいただきありがとうございます．この症例ですけど，肺がんが疑われているんですね．そして首が回らない．私，整形外科なのですが，骨転移くらいは救急外来で評価したほうが良いのかもしれませんね．

金子：一応整形外科に相談はしようかとは思って，電話はしたのですが，ちょうど手術中ということで，ほかの患者もいて，すこし対応が遅れてしまいました．

米倉：はい，救急外来指導医の米倉です．整形外科の対応がですね，いつも難しいので困るんですよね．

綿貫：えーっとですね．こういう振り返りカンファをするときに大切なこととして，no blame cultureというのが一応あるのですが・・・．

土岐：救急外来にはご迷惑をおかけしております．たしかこのとき手術中だったと思うのですが，たしか先生方からいただいた大腿骨頸部骨折の患者さんを手術していた気がします．われわれが忙しい原因って，どこにあるんですかねえ．

綿貫：えーっとですね．徳田副院長，いかがでしょうか．

徳田：・・・（寝ている）．あ，失礼．やはり大事なのは闘魂ですね（笑）．気合があれば画像だって見えます．そうですね，和足先生．

和足：はい，闘魂だと思います．

綿貫：はい，寸劇に参加していただいた皆さんありがとうございました（拍手）．かなり茶化したM＆Mカンファレンスの寸劇でしたが，実はこ

れに近いことが結構起きます．これからグループワークをさせていただきます．どうして振り返りカンファレンスは炎上するのでしょうか．また振り返りカンファレンスをやろうとすると，準備と運営が大事です．ご自分の経験を共有していただけるといいなと思います．ディスカッションとして3つ，つまり1）振り返りカンファレンスは，なぜ炎上したのか，2）どのような準備が事前に必要か，3）当日はどのような運営が必要か，についてご討論をお願いします．各グループに寸劇を行ったメンバーがファシリテータとして入ってもらいます．事後にホワイトボードにまとめていただきますが，グループ共有をしたいと思います．発表者は各グループでお決めください．それでは討論を始めてください．

（討論後）

綿貫：皆さまお疲れさまでした．かなりいい意見がでたのではないかと思います．各 Group の論点の要旨を Box 1 にまとめました．

Group 5 発表者：Group 5 の討論の要旨は Box 1 の通りです．カンファレンスの目的が教育であるというゴール設定を考えなくてはいけないと思います．今回のケースですと，研修医や専門医の先生に，どれくらいかかわっていただいたらよいか，良かったことも必ず挙げて，個人を責めないようにする．できるだけシステムの問題にフォーカスを当てる．やはり炎上することはあると思うのですが，炎上したときも先生方の意見を肯定しつつ，司会者がうまく火消しするしかないかなと思います．

綿貫：トラブルシュートは炎上してしまうと結構難しいところがありますね．

Group 6 発表者：当 Group では，会の目的が共有されていなかったことが一番問題だったと話されていました．診断のことを問題にしたいのか，院内の各科のやり取りを問題にしたいのかを参加者全員に最初に周知されていなかったことが炎上した一番の原因だったと話しました．司会者は，診断の点では，救急の帰宅時の説明のところでよかったのではないかとか，そもそも骨転移を救急で見つけることが必要なのかとか，どの点を論点にするかを最初に言う必要があります．今回問題になった整形外科と救急とのやり取りを問題にするのだったら，事前に司会者が各科の言い分を聞いたうえで，会がどんなものになるか，ある程度把握したうえで，できレースをして，各科の言い分をどういうところで引き出して，こういうことがありますね，と持っていく．そうした組み立てを最初にしておかないとなかなか難しいと思います．当日炎上すると収拾がつかない．目的を明確にさせて，その目的に沿ってどういう組み立てをするか，会を運営する側が配慮すべきだという意見が出ました．

綿貫：ありがとうございます．事前準備がたいへん重要だと思います．たしかに根回ししてできレース的にやるのは一つのやり方です．ほかにこれだけは言いたいという方はいらっしゃいますか．

フロア：Group 4 では，当事者は明らかにしないほうがいいんじゃないかという意見と，研修医にはプレゼンはさせないでスタッフレベルの先生にしていただいたほうが，会としてまとまりやすいのではという意見がありました．

綿貫：そこも一つのポイントですね．当事者ですと言って前に出すのが適切か，たしかに論点になると思います．

フロア：発表者が当事者かどうかは論点になります．うちは当事者以外が発表しているのですが，当事者以外に初期研修医が取材して論点整理します．論点整理自体がニュートラルですので，やりやすいことはあります．一方で，細かい手術のこととか当事者でしかわからないことは当事者が出てこざるを得ない場合もあります．当事者が発表している施設もあって，そこでは no blame culture が周知されていれば当事者が発表しても構わないと思います．

綿貫：実際振り返りカンファレンスをやっている方でコメントはございますか．

和足：私は大学ですので，いろいろな先生がおられるので，「来てはいけない先生が来てしまった

BOX 1　Group 討論の要旨

	1) 振り返りカンファレンスは, なぜ炎上したのか	2) どのような準備が事前に必要か	3) 当日はどのような運営が必要か
Group 1	・感情的な発言 ・人に対して ・積み重ね ・責任の押し付け ・日ごろのストレス（体調不良ほか）	・関係者同士の事前の話し合い	・分析結果を報告する. ・カンファレンスの目的をはっきりしておく. ・目的, ルール（司会を通して発言するなど）を共有する.
Group 2	・直接的な否定 ・日ごろからコミュニケーションが悪い ・外来が忙しい ・管理者に関心がない.	・no blame の事前説明 ・発言者への根回し	・質問の内容を限定する ・柔らかい口調で話す ・ファシリテータは同じ人でなくいろいろな人に当てる ・最初にその場の top が目的を明言する ・できなかったことは自分で発言する ・positon talk 的な発言をしない（うちの科では・・・はやめる）
Group 3	・怒られた（当日のつるし上げ） ・ルールが先に言われていない	・人が集まらない ・義務化（発言が一部, 盛り上がらない） ・何のためにやるのか	・no blame を先に ・当事者以外が発言（➡取材して発表, 当事者の雰囲気も大事） ・close した場やメンバーで ・no blame の雰囲気を作りやすい ・多職種, 看護師, 救急隊も ・全体の意識の向上
Group 4	ルール目的が事前に共有されていない, プレゼンターが弱い立場で攻撃されやすい, 最初のプレゼンで失敗点をすべて種明かししてしまっている, 司会者の力量不足, 当事者を明らかにすべきだったのか？（➡次回以降症例を出す人がいなくなってしまう）	反論できる立場の人も用意しておく, 通常の状況で診断が可能な Case かどうかを事前に検討しておく, 診断エラーの要因をプレゼン側が事前に洗い出しておく, 司会者とプレゼンテーターがもっと事前に打ち合わせをしておく	ルール, 目的の解説は最初にしておく, スタッフレベルがプレゼンする
Group 5	・コンセプトが決まっていない	・システム上の問題を扱う ・会のコンセプトを決める ・主体を決める ・資料を配布する	・コントロールできる司会を立てる（自由発言をし過ぎないように） ・No blame culture を事前に啓発する ・質問の際に, 解決策を言うようにする.
Group 6	・no blame が伝わっていない ・言い訳の場ではなく建設的な話し合いの場という認識 ・根回し ・問題点の提起	・no blame, 指定発言（特に専門医, 上級医） ・プレゼンの準備（発表者のハードルを下げる） ・司会の organaize ・上級医の雰囲気作り	・炎上したら肯定しつつ先に進める ・ゴール設定（最低限の知識, システム, 対応） ・良かったところ ・システムに focus
Group 7	・会の目的の共有がなされていない ・責任追及型・各科とのベースの関係（ER vs 整形） ・事実関係（言ったもの勝ち ・自由な発言・帰宅時の説明	・指名式で発言をする・目的を決めておく・救急の目的 ・discussion 内容を絞っておく, 導いていく	・指名式で発言しておく ・当事者がやる？（本人のほうが disucussion が深まる？）

とき」はどうしたらいいでしょう（笑）．

綿貫：わかります．場がすごいことになります（笑）．私にはいいアイディアは浮かびませんでした．カンファレンスに来ると場が荒れる特定の個人が来てしまったときの対処法ですが，いかがですか？

フロア：「君は黙っていてください」と副院長が言う（笑）．

綿貫：おっしゃる通りで，うちだと，その人でどういうポイントで荒れるというのがわかりますので，たとえば放射線科でそうなので，読影のところに焦点を当てすぎない．司会がそこを避ける．そのポイントを避けることはorganizeできます．

フロア：うちでやるときも，外科で荒れます．最初に発言のルールを大見出しで出します．「発言は1分以内」とどんと出しておいて，1分以上経ったら，「先生，すみません，ルールなので申し訳ございません．」こうしていつも問題になる外科の先生は抑え込みます．

綿貫：経験知をもとにした意見が出されていますね．いろいろな意見が出てよかったと思います．自分で考えていた内容をこれからお出しします．

　良くない振り返りカンファレンスはBox 2のあたりではないでしょうか．今回私たちの方でお見せしたものにはだいたい当てはまるのではないかと思います．では，良い振り返りカンファレンスは，Box 3のように全部ひっくり返せばいいのではないでしょうか．ただ言うは易し，行うは難し，です．そこで，大炎上した苦い経験をもとに，僕の持論を述べます．

　司会が場を管理できる，場を諫める責任者がいる，心理的安全が保たれている，の3点を見ていきます．一つの解法として，寺澤秀一先生（福井大学）に初期研修1年目のときから毎年年1回来ていただいていたのですが，ある年，振り返りカンファをやりたいとご意見をいただきました．僕は，症例を出す人がつらい思いをしそうだし，どうしたらいいですかねと尋ねたところ，丁寧なコメントをいただきました．

　「カンファレンスは，参加者は初期研修医だけの数人にcloseしたものに限定して，担当した研修医の先生に発表してもらうのはいかがでしょう．私は数人の研修医だけの先生と診た研修医の先生だけによる電子カルテでの症例提示で，恥をかかせないように傷つけないように配慮した振り返りカンファを毎月各施設で行っています．振り返りカンファは担当者の初期研修医の先生と同僚の数人の書記研修医の先生と一緒にやって，初期研修医の先生が疑似体験できるようにしたほうがいいと思います．参加人数が多くても学びが少ないものがあるし，参加者が少なくても学びが多いほうが良い教育になります．」

　このようなことを言われて，大変感動しました．寺澤先生が言う通りの形で振り返りカンファを行い，初期研修医の人がつらい思いをした症例を初期研修医だけで発表して，振り返りをしてもらいました．

　ここでポイントになるのは，寺澤先生がカンファレンスの目的として，教育にフォーカスしているということです．そして参加者を初期研修医だけに限定するという形で場作りをしています．なぜうまくいったのかを振り返ってみると，実はかなり先程にお示しした条件を満たしているのです．具体的には，初期研修医だけに限ることで「都合の悪い人は来ないでください」というルール設定を最初にしています．また，寺澤先生自身がす

BOX 2　良くない振り返りカンファレンス
- 司会が場を管理しない
- 場を諫める責任者がいない
- 心理的安全が保たれない
- グラウンドルールの提示がない
- カンファレンスの目的が不明瞭である
- 個人にフォーカスする

BOX 3　良い振り返りカンファレンス
- 司会が場を管理できる
- 場を諫める責任者がいる
- 心理的安全が保たれている
- カンファレンスの目的が明瞭である
- グラウンドルールの提示がある
- システムの問題にフォーカスする

ごい人なのは皆さんご存知ですね．実力も名声もある，教育コンテンツもすごい．だけどそれだけでなく，寺澤先生のカンファレンスがうまくいった理由は，場のコントロールを厳密にやって，目的を教育だけにフォーカスしたからなのだということを，後で理解しました．また，寺澤先生という特別な外部コメンテータが参加するというのも一つの手段と捉えることができます．

Box 4 に現実の問題点を示しました．Box 5 には場を諫めるためにどうしたらよいかを記載しました．司会は，偉いだけでなくて，偉くてよくわかってくれる人がいないといけません．そしてこの人達を事前の準備に巻き込み，当日も明確な役割を与え，司会や closing などの発言をしてもらえることが重要です．

Box 6 は心理的安全を保つためにどうするかを記載します．医療職のプライバシーを保護するという観点でふるまうべきです．例として，カルテ ID の秘匿が挙げられます．これは患者個人のためだけではありません．これは事象に直面した人がつらい思いをしなくて済むように，医療情報を管理するためです．

当事者を出すか出さないかについてですが，発表者は必ずしも当事者でなくても良いです．また当事者が，当事者であることを示す必要はないです．さらにその場にいなくても良いかもしれません．その代わり事前の打ち合わせはきちんと行います．内容を担保できるように，当該科の部長級に事前のプレゼンテーション作成と当日の出席・発表を医療安全担当の副院長から依頼しています．

Box 7 のカンファレンスの目的ですが，何のために行っているかを示したほうがいいです．先ほどの Group 6 で出ていた，何にディスカッション・ポイントを置くのかですが，この会は，教育なのか，open discussion なのか，事後の改善活動なのか，きちんと示すことも大事です．それを明言しないで，何となく共有するとか，とりあえず集まるとかやっているとうまくいきません．エラーの共有と教育を当院では主な目的として行っていて，初期研修医に対しては振り返り目的の SEA シートを用意して後でコメントをつけて返します．open discussion に関しては，個人を責めないことに関してルール設定を厳しくしなが

BOX 4　現実的には・・・

- 毎回外部のコメンテーターを呼ぶことも難しい
- 研修医教育のためだけにカンファレンスはできない
- 院内に open にしてカンファレンスをせざるをえない

BOX 5　場を諫めるために

- 実力，名声という観点が揃わないなら
- 権威勾配で攻めるというやり方も

- 部長級を抑え込むには副院長級を
- 司会は必ずしも若手でなくて良いかも

- この人達を事前の準備に巻き込み，当日も明確な役割を与え，司会や closing などの発言をさせることが重要

BOX 6　心理的安全を保つために

- 医療職のプライバシーを保護する（カルテ ID の秘匿は患者個人のためだけではない）
- 事前準備をしっかりと行いさえすれば
- 発表者は必ずしも当事者でなくても良い
- 当事者が，当事者であることを示す必要はない（その場にいなくても良いかもしれない）

BOX 7　カンファレンスの目的を示す

- 教育なのか，open discussion なのか，事後の改善活動なのか，きちんと示す
- 参加者が変わるのなら，毎回の前説は大事

ら，ディスカッションしています．
　参加者が変わるのなら，毎回の前説は大事です．カンファを3回くらいやったとき，「あの前説は意味あるんですか」というコメントが来ました．参加者は少しずつ毎回変わっています．「あなたは続けてきているからいいでしょう．でも，あなた以外，毎回参加者は変わっているんですよ」ということを理解してもらう必要があります．
　Box 8はグラウンドルールの設定です．設定の意味は，事前通知にあります．事前に，こういうルールで行いますということをきちんと言っておくべきです．それにもとづいてきちんと司会が取り締まることも大切です．雰囲気を良くしようとか，ではなく，ルールを決めておけば，「ルールに従ってやっています」と言えます．
　Box 9はシステムの問題にフォーカスすることです．診断エラーにおいては，個人ファクター以外が大きいことを毎回繰り返し伝えています．また，個人への攻撃については，司会が取り締まらないとだめです．事前にシステムにどのような問題があるのか確認して，示せるようにしておくという点についてですが，システム視点で考えて要因を考えましょう．トヨタ自動車が，工場の中である事象が起きて，車がうまく出来上がらなくなった．それは人に問題があるのか，機械に問題があるのかを考えるために，「特性要因図」というのを作りました．診断エラーの世界でも，それがfishbone diagramとして転用されて使われています．
　今の症例でどんな問題があったか．臨床情報の収集に問題があったとしたら，問診での聞きそこないだったかもしれない．過去のカルテを見ていなかったのかもしれない．コミュニケーションの問題で言えば，患者引き継ぎの失敗だったかもしれない．診断推論のところでは，病歴の認識があやしいとか，鑑別診断が少ないとか，紹介やコンサルトをしっかりやれればいいとかが言われます．冒頭の寸劇の患者さんとは，コミュニケーションが難しかったのかもしれない．結構忙しかったと言っていましたので，皆さん働き過ぎでリソースや，臨床決断のサポートが不足しているのかもしれません．あとはそもそも，いきなり骨転移で首が回らないというのはまれな症例かもしれません．そういう話を，いろいろな要素が含まれているのを全部飛ばして，「患者さんの目の前にいた，医療者だけが悪い」といわれてしまう状況を何とかしなくてはなりません．要因はいろいろなところにまたがっています．Box 10のような示し方も必要です．
　Box 11に良い振り返りカンファレンスをまとめます．このような視点を，私の持論も含めて述べてまいりました．
　このワークショップに参加した皆さん，今日ただ勉強して帰るだけでなく，皆さんの施設でやっていこうかというときの何らかのヒントが得られればいいのではないかと思います．
今回のWSの目標は，
1. 診断エラー症例をうかつに振り返ると大やけどするかもしれないことを理解できた
2. 診断エラー症例を振り返る時に，どのような工夫をすると傷つかなくて済むかがわかった．
でした．診断エラーをM＆Mカンファレンスなどで振り返るときにどのようなことをすると，運営側が傷つかなくて済むかもしれないということ

BOX 8　　グラウンドルールの設定

- ■ グラウンドルールの設定の意味は，事前告知にある
- ■ それにもとづいてきちんと司会が取り締まることも大切である

BOX 9　　システムの問題にフォーカスする

- ■ 診断エラーにおいては，個人ファクター以外が大きいことを毎回繰り返し伝える
- ■ 個人への攻撃については，司会が取り締まる
- ■ 事前にシステムにどのような問題があるのか確認して，示せるようにしておく

がご理解できたのではないでしょうか．
　ご質問がありましたら，お願いします．

フロア： システムにフォーカスを当てるというと，「結局誰も悪くなかったね」という形で終わってしまって，何のためにやったのかが不明瞭になるのかなと思います．僕は，最終的に改善につながるようなタスクやプロジェクトにできるだけつなげるようなまとめ方をするのが大事かなと思っています．先日訪日されたアメリカの指導医グループは，M&M and Improvement とカンファレンス案内に書いてありました．そういう視点が大事だと思います．

綿貫： ありがとうございます．QIの視点は大事で，将来的な目標を設定しておくのは大事だと思います．いきなり大目標が達成できるかというと少々つらいところもあると思うのですが，最近では，事後に working group が立ち上がったり，システムとしてこれは変えなくてはいけないというディスカッションが発生して変わるようになってきました．それに1年ちょっと時間がかかりました．

フロア： 小さいタスクも大事です．ちょっとしたことでもいいのかなと思います．

フロア： こういうカンファレンスはやっていませんが，こういうカンファレンスをやり始めて，

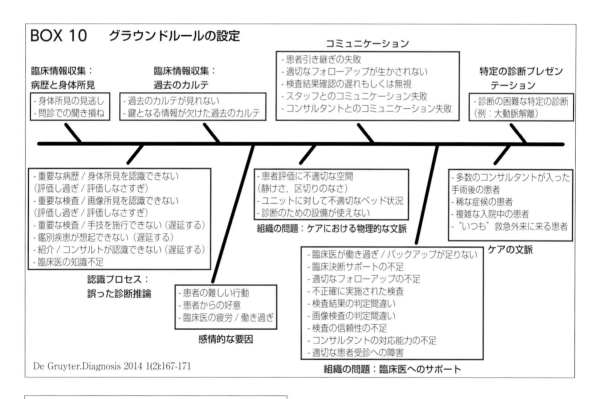

no blame cultureやカンファレンスが回り始めたなと思われる回数や時間はどんな感じか教えてください.

綿貫：うちは2か月に一度の頻度で開催を続けていて，2年かかって運営のワーキンググループが公式な部会になりました.

フロア：例えば，ほかの科の誰かが完全に誤診していた場合のカンファレンスなどを，経験されていますか？そういう場合どういう風に対応しますか？僕は完全に否定されてしまいました．つまり「我々は間違っていない」と言われました.

綿貫：私にも同様の経験があります．もちろん向こうの診療科のセッティングもつらそうで，問題が起こったのかなという事例でした．当日になってはじめてどこに問題があったのかを言い始めてしまうと争いになってしまうので，事前に落とし所を決めないとどうしようもないと思います．ある事例を振り返らないといけないなら，関わった診療科からプレゼンを出してもらって振り返ってもらうという形にしないと厳しいと思います．例えば整形外科に問題があったとしたら，過程に関しては，副院長のレベルから各診療科の部長ににカンファのお願いをするときに，「あなたの診療科のこのような診療過程に問題があるという話になっているから，それを中心にスライドを作って下さい」と電話をするなどですね.

フロア：どういう症例を使うかが大事です．事後の改善につながるようなproblem，症例がベストです．ある単科の中の診断の専門家しか知りえないような診断過程を，いろいろな科の人たちがそこに入ることで捏造してしまうリスクはあるので，それは科の中での医療安全管理者と診療科のスタッフの中での振り返りは別なのかなと思います．もう一つはプロフェッショナリズムに関することと，問題行動に関連することに関しては，その場で出たとき，個人攻撃やシステムの改善につながらない可能性があります．症例をうまく選ぶことが大事だと思っています.

綿貫：私も同様の経験があります．その科の人たちしか興味がないものは，出してもしょうがないです．また他にもアンプロフェッショナリズムに関わるものなど，Open discussionに向かない症例は確かにあり，これは経験知から学びながら行っています．運営していくと，この症例をカンファレンスに出してもディスカッションは成立しないなというのがわかってきます.

この辺で「安全な診断エラーの振り返り方を考えよう(M&Mカンファレンスの運営を考えよう)」を終了します．(以上)

Luncheon Seminar

国際診断エラー学会の紹介

中野 航一郎

湘南藤沢徳洲会病院 救急総合診療部

綿貫：それではこれからランチョンを2つ行って行きます．まず中野先生から「国際診断エラー学会」についてのご紹介を行っていただきます．続けて徳田先生からは「診断エラー学のススメ」についてご講演頂きます．

中野： Diagnostic Error in Medicine（DEM）についてご紹介させていただきます．私は2015年からこの学会に参加し続けていて，少しでも多くの方にこの学会の活動を知っていただければと思います．

　医療における診断エラーについてですがNational Academy of Medicineが提唱しています．スライドの色文字部分にご注目ください．遅れた，間違えた，ミスをしたということが診断エラーに関わっているというものです．
　アメリカでこうした診断エラーを減らそうという動きが強まりSociety to Improve Diagnosis in Medicine (SIDM) ができました．
　診断エラーを減らすことについて議論する学会がDiagnostic Error in Medicine (通称DEM) と呼ばれているものです．この学会におけるコンセプトは「個々を責めるのではなく，エラーの原因をシステムレベルで考え新しいシステムを提案する」ということが掲げられています．この学会の特徴ですが参加者が医師だけではありません．看護師，放射線技師，医学生，検査技師らが参加しています．さらにアメリカらしいところでもあるのですが患者も参加しています．患者自らが経験した診断エラーをレクチャーし問題を議論しあうこともあります．
　DEMは2008年から始まり私は2015年から毎年参加しています．近年，世界中で診断エラーについて議論される動きが広まっていて2017年にはヨーロッパ，本年2018年にはオーストラリアでも開催されるようになってきています．
学会内容についてですがポスターセッションがメインに行われています．
　Research and Clinical Vignettesについて：症例検討のようなもので「～のような診断エラーを経験した」という事例を発表します．
　Educational Innovationについて：診断エラーを防ぐにはどうしたらよいかアイデアを話し合います．
　Practice Improvementについて：診療していく中で診断エラーをなくせる方法を話し合います．
　オーラルセッション(1回に1～2例程度)では2016年に日本人の後期研修医が選ばれ，大勢の外国人の前でプレゼンを行いました．他に講義やワークショップもあります．
　開催の模様を写真に収めてあります．11のようにポスターが並んでいて評価者や関係のない外人でも興味があれば質問を受け，それらに英語で議論していきます．

写真はDEMへ参加した日本人の皆さんですが年を追うごとに日本人の参加者が増えてきています．

もう一つの楽しみは日本で仕事をしているときには会えないけれどもDEMの時には会うことができる先生方との交流があります．同じ日本人同士，毎晩語り合いました．その時に初めてお会いした先生ともすぐ打ち解けて話すことができ，人脈が広がることもDEMに参加する魅力のひとつです．

まとめです．だんだんとハードルが上がってきていると感じていますが応募すればアメリカで発表するチャンスが得られます．海外発表をしたいという人にはお勧めの学会です．

日本で活動するのみでは出会わなかったかもしれない人たちと出会えてしまうチャンスがあります．2019年はワシントンDCで11月10日から13日の4日間行われます．興味のある方は応募していただければと思います．

綿貫：中野先生，ありがとうございました．DEMカンファレンスですが2008年から始まっていて私も2014年から参加し続けています．参加し続けている理由は，内容が充実していて，また多様な人材との交流が図れることです．学会に参加続けていく中で世界の診断エラーの著名人たちとお会いして，議論するやり取りを経てプロジェクトも進んでいくという流れがあり現在に至っています．国際学会というものは飛躍するチャンスがあります．中野先生，有難うございました．続けて次のセッションを徳田先生お願いします．

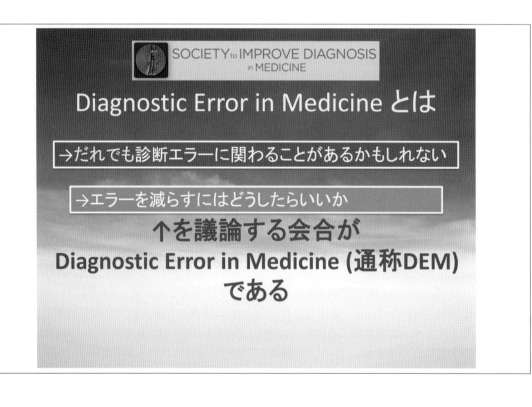

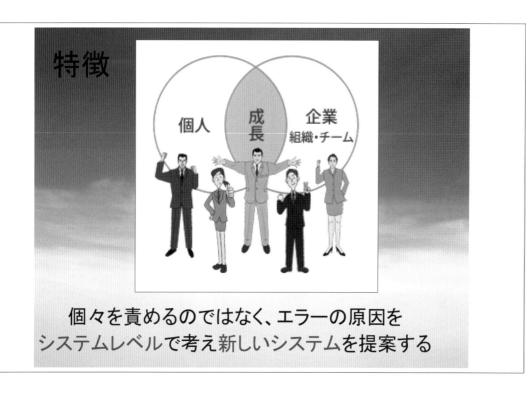

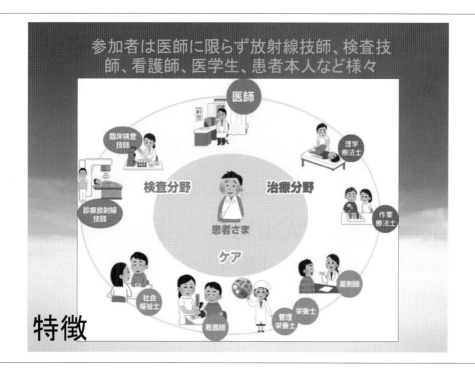

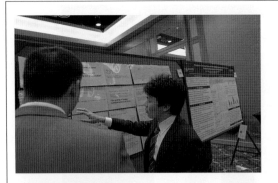
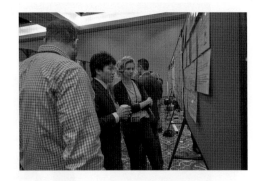

2018 DEM

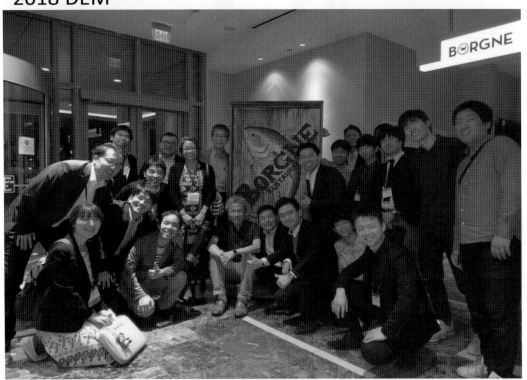

Upcoming! DEM2019
@Washington DC, USA
November 10 – 13, 2019

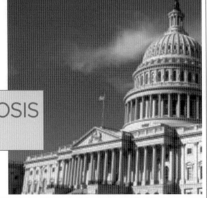

Luncheon Seminar

診断エラー学のススメ

徳田 安春

群星沖縄臨床研修センター

徳田：このセミナーでは「診断エラー学」を紹介します．

Box 1

下記は救急医学会で出されたデータです．5つの頻度の高い Miss Diagnosis を挙げています．

患者さんのアウトカムに影響を及ぼす重要な疾患だと考え私はこれらを DEM（Diagnostic Error in Medicine）Big Five と呼んでいます．よく見ると共通の特徴があります．レアな疾患ではないということです．よく見るコモンディジーズで致死的な疾患だということです．

Box 2

以前我々がまとめたデータです．274 例で死亡が 45％です．診断エラーが 30％となっています．3 位の薬剤副作用ですがこれらの半分くらいは診断エラーに関連していることが考えられます．といいますのも薬剤の副作用に気づいていないことが多いからです．様々な診断エラーが薬剤の副作用につながっていることが考えられます．

Box 3

こちらはオリジナルの文献で Journal of Hospital Medicine で発表した論文です．

診断エラーはほとんどすべての科に関係するということです．どの科に進んでも診断エラーからは逃れることができないのです．

Box 4

Delayed diagnosis と Miss diagnosis は合わせて 3 割を占めています．

BOX 1	救急外来での疾患別・診断紛争（外傷を除く）
頻度順	疾患
1	絞扼性腸閉塞
2	急性喉頭蓋炎
3	クモ膜下出血
4	急性心筋梗塞
5	急性大動脈解離

「本邦における救急領域の医療訴訟の実態と分析 日本救急医学会雑誌 24：847-856, 2013」より改変

BOX 2　医療訴訟の判例分析

■患者　平均年齢 49 歳　男女比 55：45
■死亡患者　122 人（45％）

訴訟対象（N = 274）	％
手術ミス	44
診断の見逃しや診断の遅れ	30
薬剤副作用	18
産科合併症	7
入院中の転倒・転落	1

Box 5
　診断エラーで多いのは Error in judgement（判断エラー）であるということがわかってきました．知識による誤りというよりは判断が誤っているということがわかってきました．

Box 6, 7
　Compensation は賠償という意味です．医療側が訴訟で負けた要因を分析した表です．医療側が負ける重要なファクターは判断エラーであることを示しています．こうした Clinical Epidemiology を駆使して分析し発表していくことが重要だと考えます．判例やカルテを地道に分析することです，記述統計レベルのものですのでさほど難易度の高い作業ではありません．

Box 8, 9
　Box8 は独協医大の志水太郎先生と発表した2012年の論文です．この当時，我々は「Intuitive」という言葉を使っていました．ところがこの言葉の意味は「理由のない判断」という意味です．これは「直感」ということを指します．直観ではなく感想の「感」です．しかし私はこの言葉に違和感を持っていました．プロフェッショナルな医師がこのとき用いる思考としては「insight」が相応しい表現と考えていたからです．我々は勘で診断を行っているからではなく，そこに根拠を持っています．
　Box 9 では直観的思考としました．この直観の「観」は仏教用語です．千手観音の「観」です．
　医療現場において様々な情報を瞬時に掌握するという意味です．決して勘による判断，「Intuitive」ではないということです．

Box 9, 10, 11
　私たちはシステム1とシステム2のどちらが有効かどうか確かめるために study を行いました．
　5つのシナリオでシンプルケースからタフケースを用意しました．医学生や研修医に解いてもらいました．まず時間的制限を与えてシステム1で

BOX 3

Journal of HOSPITAL MEDICINE　　www.journalofhospitalmedicine.com

ORIGINAL RESEARCH　　Journal of Hospital Medicine　Vol 6 | No 3 | March 2011

Cognitive Error as the Most Frequent Contributory Factor in Cases of Medical Injury: A Study on Verdict's Judgment Among Closed Claims in Japan

Yasuharu Tokuda, MD, MPH[1]
Naoki Kishida, MD[2]
Ryota Konishi, MD[3]
Shunzo Koizumi, MD[4]

RESULTS: Among 274 cases (mean age 49 years old; 45% women), there were 122 (45%) deaths and 67 (24%) major injuries (incomplete recovery within a year). In 103 cases (38%), the verdicts ordered hospitals to pay compensation (median; 8,000,000 Japanese Yen). An error in judgment (199/274, 73%) and failure of vigilance (177/274, 65%) were the most prevalent causative cognitive factors, and error in judgment was also significantly associated with paid compensation (odds ratio, 1.9; 95% confidence interval [CI], 1.0-3.4). Systemic causative factors including poor teamwork (11/274, 4%) and technology failure (5/274, 2%) were less common.
CONCLUSIONS: The closed claims analysis based on verdict's judgment showed that cognitive errors were common in cases of medical injury, with an error in judgment being most prevalent and closely associated with compensation payment. Reduction of this type of error is required to produce safer healthcare. *Journal of Hospital Medicine* **2011;6:109–114.**
© 2010 Society of Hospital Medicine.

BOX 4

TABLE 1. Characteristics of Claims (n = 274)

Characteristic	n (%)
Demographic of patients	
Women	121 (45)
Men	153 (55)
Age, mean ± SD, year	49 ± 22
Adverse outcome	
Minor	57 (21)
Significant	28 (10)
Major	67 (24)
Death	122 (45)
Operative	36
Delayed diagnosis	35
Medication	26
Missed diagnosis	16
Obstetrics	8
Clinical area	
Operative	120 (44)
Delayed diagnosis	54 (20)
Medication	50 (18)
Missed diagnosis	28 (10)
Obstetrics	19 (7)
Fall	3 (1)

BOX 5

TABLE 3. Contributory Factors to Medical Injury Suggested in Verdicts

Contributory Factor	n (%)
Cognitive factors	
Error in judgment	199 (73)
Failure of vigilance	177 (65)
Lack of technical competence	94 (34)
Lack of knowledge	86 (31)
Failure of memory	5 (2)
System factors	
Poor teamwork	11 (4)
Technology failure	5 (2)
Patient-related factors	87 (32)

NOTE: This table shows frequency and percentage of contributory factors to medical injury suggested in verdicts.

BOX 6

TABLE 4. Cognitive Factors for Cases With Paid Compensation

Cognitive Factor	Cases With No Compensation (n = 171), n (%)	Cases With Paid Compensation (n = 103), n (%)	Odds Ratio (95% CI)*
Error in judgment	117 (68)	82 (80)	1.9 (1.0-3.4)†
Failure of vigilance	111 (65)	66 (64)	1.0 (0.6-1.7)
Failure of memory	2 (1)	3 (3)	2.8 (0.5-18)
Lack of technical competence	58 (34)	36 (35)	1.1 (0.6-1.8)
Lack of knowledge	52 (30)	34 (33)	1.0 (0.6-1.7)

Abbreviation: CI, confidence interval.
* For paid compensation.
† $P < 0.05$

BOX 7

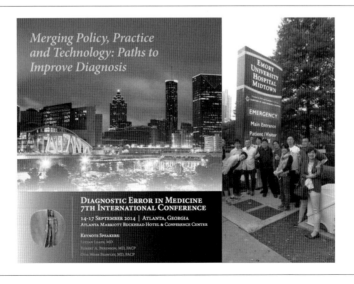

BOX 8

International Journal of Medicine and Medical Sciences Vol. 4(9), pp. 177-179, November 2012

Real-world medical diagnosis: Intuitive process revisited (review)

Taro Shimizu[1]* and Yasuharu Tokuda[2]

One cannot overlook the fact that diagnostic errors which constitute the largest proportion of errors in medical care have a direct bearing on patient's outcomes. Clinical reasoning ability is closely related to the avoidance of diagnostic errors and clinical reasoning during diagnosis has been explained by a "dual processes model" comprising two elements. The first is the intuitive process (System 1), which emphasizes intuition-based rapidity and the other is the analytical process (System 2), which is an analytical and a scientific process. In this review, the underemphasized intuition-based approach of the first system is highlighted and examined from a clinical and practical perspective.

Table 1. The general features of Systems 1 and 2.

System 1	⇔	System 2
Intuitive	Complementary/switching	Analytical
Heuristics, clinical pearls	Examples	Frameworks, checklists, Bayes' theorem
One-shot diagnosis	Nature of cases	Complex cases
Rapid, artistic	Advantages	Analytical, scientific
May be affected by biases	Drawbacks	Time-consuming, sometimes inefficient, large burden of knowledge
Experts	Used by	Beginners

BOX 9　システム1とシステム2

表3　直観的思考・分析的思考の診断プロセスの特徴

直観的思考 (insight process) 「システム1」	⇔	分析的思考 (analytical process) 「システム2」
ヒューリスティック，クリニカルパール	例	フレームワーク，アルゴリズム，Bayes定理など
スナップショット診断	特徴	網羅的診断推論
迅速，効率的，芸術的		分析的，科学的
バイアスに影響される恐れがある．		時間がかかり，時に非効率的．豊富な知識が必要な分，負担も大きい．
熟練者	頻用者	初心者

BOX 10

2013; 35: e1218–e1229 MEDICAL TEACHER

WEB PAPER

Effects of the use of differential diagnosis checklist and general de-biasing checklist on diagnostic performance in comparison to intuitive diagnosis

TARO SHIMIZU[1], KENTARO MATSUMOTO[2] & YASUHARU TOKUDA[3]

Practice points

- The use of DDXCs may improve diagnostic performance in difficult cases, but it might lead to lower performance in simple cases.
- GDBC did not help medical students for better diagnostic performance.
- Our results may support the dual processing theory implying that analytical process works better for difficult cases and intuitive process may be more effective for solving easy cases.

BOX 11

★ : frequently-missed-diagnosis
● : do-not-miss-diagnosis

Q4: Low back pain
Nonspecific back pain
Osteoporotic compession fracture
Rib fracture ★
Urolithiasis
Renal ifarction ●★
Pancreatitis ●★
Pyelonephritis
Trauma
Cholelithiasis
Peptic ulcer disease
Herniated disk

Iliopsas muscle abscess ●★
Rupture of abdominal aortic aneuysm ●★
Aortic dissection ●★
Reactive arthritis ★
Perirenal abscess
Spinal epidural abscess ●
Septic discitis ●
Spinal abscess ●
Spondylitis ●
Osteomyelitis ●★
Spinal epidural abscess ●★
Spondylolisthesis

Prostare carcinoma ●★
Varicella zoster infection
Spinal infarction ●★
Multiple myeloma ●★
Pancreatic carcinoma
Pancreatic pseudocyst
Paget's disease
Retroperitoneal fibrosis ★
Urinary diversion
Horseshoe kidney
Wandering kidney

解いてもらいました．書き終えたらすぐにチェックリストを渡しました．これがシステム2にあたります．このチェックリストが役に立つかどうかを確かめたのです．

Box 12

case1が一番簡単です．横軸が正解率を示しています．

case5がタフケースです．DDXCがチェックリストも利用した際の診断です．これを使って実際に診断が良かったのは難しいケースでした．

case1, 2においてはチェックリストを使ったら正診率は下がっています．simple caseではシステム1で十分いけるのです．難しいケースになったらシステム2の助けを借りたらいいのです．こうしたことはベテランの医師になると多くが実践されています．この実験でそれが証明されました．

Box 13

システム2のおすすめツールは最近ではe-Diagnosisです．Google Scholar, PubMed検索です．患者さんの症状をネットで検索すると病名が羅列されますね．このことを我々はe-Diagnosisと呼んでいます．

Box 14

私は診断補助ツールにGoogle Scholar, PubMedの両方を使います．双方に利点があります．Google Scholarでは日本語検索ができますがPubMedだと日本語検索はありません．日本人の病気が疫学的にフィットした病気が拾い上げられやすいことになります．外国人の鑑別診断と日本人の鑑別診断は違います．例えば菊池病が多いなどです．こうしたことで現代的システム2としてGoogle Scholarは必須だと考えます．

Box 15

Box 15は志水太郎先生のアイデアでのシステム3です．患者に聞くということです．実はベテランの医師はこれをよく実践されています．

Box 16

我々は研修医向けに基本的臨床能力評価試験を行っており年間5000人くらいが受験しています．そこで診断エラーに関する知識のテストを行いました．Diagnosis Knowledge Assessment Testと呼ばれるものです．学生にバイアスの知識がある

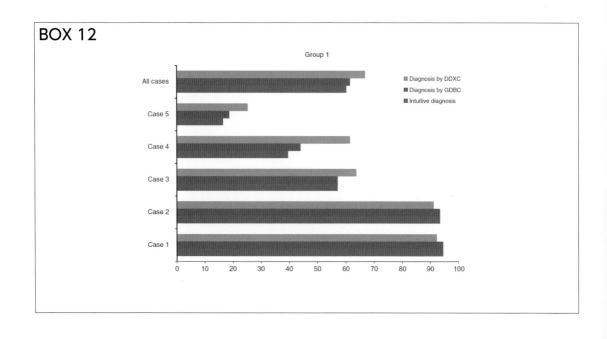

BOX 13

CLINICAL CARE CONUNDRUM

Caught in the Web: e-Diagnosis

Yasuharu Tokuda, MD, MPH[1]
Makoto Aoki, MD[2]
Saurabh B. Kandpal, MD[3]
Laurence M. Tierney Jr,

[1] Department of Medicine, St. Luke's International Hospital, Tokyo, Japan.
[2] Sakura Seiki Company, Tokyo, Japan.
[3] Department of Hospital Medicine, Cleveland Clinic, Cleveland, Ohio.
[4] University of California School of Medicine, San Francisco, California.

Journal of Hospital Medicine　Vol 4 | No 4 | April 2009

BOX 14

TABLE 3. Strengths and Weakness of Google Scholar and PubMed

Google Scholar	PubMed
1. Database selection is clumped under subject areas, and it cannot be searched with unique identifiers: Con	1. It allows one to choose a database at the outset and can search with a unique identifier (PubMed identifier): Pro
2. Results cannot be filtered (ie, it does not allow multiple article selection): Con	2. The single citation matcher allows retrieval of articles with pieces of information: Pro
3. A search for related articles or similar pages is not available: Con	3. It allows article selection by checkbox to reduce the number of articles relevant to the search query and to append the filter to search box: Pro
4. It allows one to search by "without" words to exclude unwanted and confusing retrieved data: Pro	4. It provides unique identifier (PubMed identifier) for each retrieved article for easy communicability: Pro
5. It allows one to search a single journal/publication of interest: Pro	5. Search are limited to journals only; it does not include the grey area of literature: Con
6. Initial search results are those articles that are most cited by journals that themselves are the most cited: Pro	6. It lists search results in chronological order and not by relevance: Con

TABLE 4. Retrieval Performance of Search Strategies Using SUMSearch and Google Scholar

Search Strategy	Sensitivity (%)	Specificity (%)	NNR
SUMSearch			
Guideline*	81.51 (74.53-88.49)	74.29 (72.64-75.94)	8.18 (6.90-10.05)
Recommendation*	60.50 (51.72-69.28)	76.28 (74.67-77.89)	9.93 (8.14-12.72)
Practice guideline*	40.34 (31.52-49.16)	89.45 (88.29-90.61)	6.96 (5.52-9.43)
Google Scholar			
Guideline/s	31.93 (23.56-40.30)	78.05 (76.50-79.60)	16.67 (12.76-24.04)
Recommendation/s	8.40 (3.42-13.38)	92.11 (91.09-93.13)	22.42 (13.97-56.82)
Practice guideline/s	11.76 (5.98-17.54)	95.72 (94.96-96.48)	9.29 (6.21-18.38)

NOTE: The 95% confidence intervals are shown in parentheses. This table is reprinted with permission from BMS Medical Research Methodology Copyright 2007, BioMed Central, Ltd.
Abbreviation: NNR, number needed to read.
*Truncation.

BOX 15

International Journal of General Medicine

Dovepress
open access to scientific and medical research

Open Access Full Text Article

RAPID COMMUNICATION

System 3 diagnostic process: the lateral approach

This article was published in the following Dove Press journal:
International Journal of General Medicine
16 October 2012
Number of times this article has been viewed

Taro Shimizu[1]
Yasuharu Tokuda[2]

[1]Rollins School of Public Health, Emory University, Atlanta, GA, USA; [2]Institute of Clinical Medicine, Graduate School of Comprehensive Human Sciences, University of Tsukuba, Ibaraki, Japan

Abstract: The process of obtaining diagnosis is described as a dual-process model, including the intuitive process, and the analytical process. The similarity between the two systems is that they both infer a diagnosis from patient-derived information. Here we present another process by which to elicit the diagnosis: asking direct questions of the patient themselves, such as "What do you think is the cause?" or "What do you suspect is wrong?" This simple method would enable us to elicit pivotal information for diagnosis. Asking patients direct questions allows them to think about the cause of their own problem and suggest their own diagnosis. This method of reasoning is completely different from the two above-mentioned systems and may represent a third approach. We highlight this third process as an important strategy, thereby using this third effective method of inquiry to facilitate quick and effective diagnosis in conjunction with former two systems.
Keywords: diagnosis, diagnostic process, clinical problem solving, dual-process model, clinical reasoning

のかどうかを確かめました．認知心理学的にバイアスの知識がある人のほうが，知識のない人と比べるとバイアスに陥るリスクが低いといわれています．だからバイアスのことを知っておいた方がよいのです．試験結果をアメリカのベンチマークと比較したところ日本の結果は低いものでした．

　学生向けに診断エラーの勉強会をもっとやった方が良いでしょう．特に大学の先生方にはぜひ実践していただきたくお願いします．

Box 17
　以前，あの Annals of Internal Medicine から漫画による論文掲載がありました．タイトルは「MISSED IT」です．私は著者から許可を得て日本語版を作りました．

まとめ
　DEM は日本からの参加者が多く来るので海外の医師から注目されています．そしてより多くのデータを日本から出してほしいといっています．Case report も大事なのですが，それ以外の Epidemiology 的実証研究もより多く世界に発信していってほしいと思います．

BOX 16　臨床推論で注意すべきバイアス

臨床推論における主なバイアス

1. anchoring bias	最初に考えた診断に固執して考えを改めない
2. availability bias	最近遭遇した類似症例と同じ疾患を考える
3. confirmation bias	自分の仮説に不適合なデータを無視する
4. hassle bias	自分が最も楽に処理できるような仮説のみを考える
5. overconfidence bias	前医や指導医の意見に盲目的に従う
6. rule bias	通常は正しいルールであるが過信するとミスリードされる

BOX 17

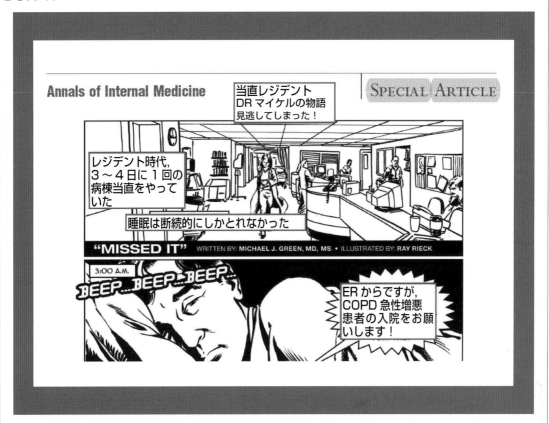

Workshop

ウラ診断学

和足 孝之

島根大学付属病院　卒後臨床研修センター

和足：私は現在島根県の総合診療医育成の活性化事業に取り組んでおります．2017年は最大の研修医率になり，2018年はさらに10人増えて島根県として過去最高のマッチング率と過去最高の研修医人数となりました．大きなミッションを達成したといった感があり，次の展開を模索する時期かとも考えています（と思いきや大学病院の人気が）．

Box 1

　まず自己紹介も含めてグループになり"自分の最もイケていた瞬間"を1分間で話し合ってください．

（数分間グループ間で話し合い）

　そろそろよろしいでしょうか．盛り上がりすぎて収集がつかないですね（笑）．

Box 2

　人は話の裏側を知りたがるものです．いまから裏診断学の話をしたいと思います．Box 2は私がシカゴで自身の渾身の診断エラー症例の発表し40分の臨床推論を行う機会を頂きました．徳田先生が隣におられるので2011年の時の写真です．この時に日本でも絶対にこの分野の研究や教育が必要になると確信しました．徳田先生にこのような経験を頂きこの場を借りてお礼を申し上げます．有難うございました．

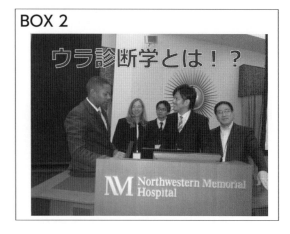

Box 3

　さて，診断精度の上げ方ですが「良い」ものは別にいいのです．例えば「肺塞栓の診断がうまく行ったぜ」というのは皆が話したがると思います．でも結果が「悪い」ものっていうのはなかなか人に言いにくいですね．でも私は確信があります．プロの先生ほど話したがっている．「悪い」結果に至った症例を，プロの先生ほど，そう，このワークショップに集ったセレクションバイアスのかかった人たちほど「悪い」部分を話したがっていてたまらないはずです．このようなことを内科学会のワーキンググループで仕事をさせていただいて気づきました．そこで今回，私が作成した「振り返りシート」というものを用意させてもらいました．このシートに記載するようなことが常用となれば，今まで未知だった世界の半分を手に入れることができる，と考えます．

Box 4

　診断エラーのイメージといえば，「医療の質・安全学会」ではよく個人を責めてはいけないとか組織やシステムが悪く，個人攻撃は絶対駄目だとシステムエラーばかりの側面にフォーカスを当てていることが多いと思います．しかしそうではなく診断エラーでは Diagnostic process failure が医師個人の中であることが殆どなのです．何を持ってどの程度が原因なのかという判断は非常に難しいのです．その時々の状況，環境，心理的状況に大きく左右されます．診断エラーというものは究極的には自分にしかわからない，という世界なわけです．

Box 5

　診断エラーの要因ですが状況要因，情報収集要因，情報統合要因(認知バイアスの要因)，主に

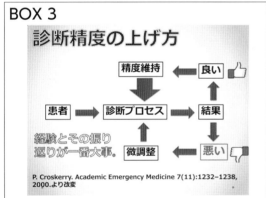

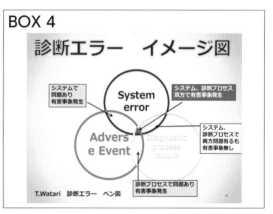

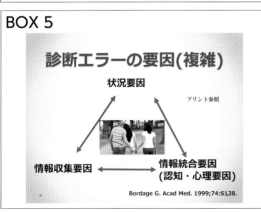

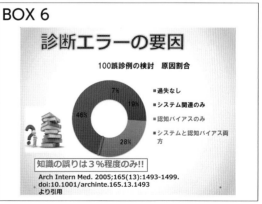

この3つの問題が複雑に絡み合っており説明することが非常に困難であるが分析しにくい要因であるとも考えられます．

Box 6～8
　診断エラーの要因ですが先行研究からは知識の不足が直接的な原因となることはわずかに3％ほどで，殆どは判断のミス，うっかりなどの認知バイアスの問題が大きく絡んでいるということがわかってきています．
　そこでここから，診断精度を上げるためのグループワークを行いたいと思います．日々の診療における診断エラーのリスクを自覚・察知し，防ぐための自己省察を行います．己の診断エラーを振り返り自ら成長する時間とさせていただきます．
　そして，今回パールを作っていただくのですが，まずグループの中で自分の症例を一例ずつ提出して議論していただき，最も良い事例を一つ選んでいただき，詳しくグループで討論をします．そしてその後にクリニカルパールを提案して頂きます．症例は今までの中で最も記憶に残るしくじり症例を挙げていただきます．ポイントは患者さんのイメージ，顔，雰囲気などバックグラウンドから思い出すと詳細が想起されやすいと思います．その時の自分の心理状態なども可能であれば振り返ってもらえれば良いかと思います．それではこれから瞑想の音楽を流します．2分間の間瞑想してください．始めます．

（瞑想の音楽が2分間流れる）

和足：はい，ありがとうございます．今思い起こした頂いた症例を振り返りシートに書いていただきます．後程，グループの先生にシェアしていただきます．気楽にこういう症例だったよということで構いません．10～15分でご記載ください．宜しくお願いします．

（記載中）

和足：はい，ではまずここは徳田先生にお聞きしたいのですが．先生の最もしくじった症例を教えてください．

徳田：私は自分が診断エラーを起こしたものを論文として発表しました．私は自分と同じ過ちを二度と起こしてほしくないという強い気持ちで論文にしました．大事なことではないかと思うからです．症例をお話しします．50代男性，尿の色が黒色で．
　いろんな症例を考えましたが結局心内膜炎でした．結果的には機械的溶血でした．ヘモグロビン尿でしたね．全く発熱も見られませんでした．血液培養も3回も取り直しました．また3回も心エコーも行いましたが陰性．それでもわからなかった．けれども途中，心不全になりましてね．もともと弁膜症があったのだと思われたのだけれどもやっぱり心内膜炎でした．この内容は若手の先生

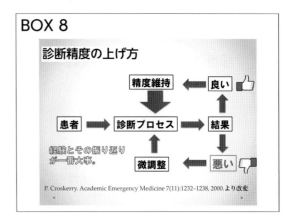

と既に論文にしてあります．

＊コメント：ワークショップで自分の診断エラーを話すことはとても勇気がいります．そこで，その場所で最もベテランで権威のある方に意図的に一番最初に自らの診断エラーを話してもらうことで円滑に進みやすくなります．

和足：徳田先生貴重なお話しを有難うございました．それでは皆さんもグループで最も自分がしくじった症例をディスカッションしてください．一人3分間でお願いします．それでは始めてください．最終的にはグループの中で最も学びが多いだろうという診断エラーの症例を各グループで一つ選んでみてください．

和足：しくじり症例が決まったでしょうか．全体のチームで考察しあらゆる視点から症例をひとつずつ掘り下げていきましょう．

（以降 WS）Box 9～16

和足：はい，ありがとうございました．皆さん，この時間で，「あれ，良かったな」といった症例が浮かんだのではないでしょうか．その症例を，今回用意した診断エラー振り返り用紙に記入していき，後程周囲の先生とシェアしていただきます．一人2～3分で，共有していただきます．そのために振り返りシートを10～15分でお願いします．それではよろしくお願いします．

（10分後）

和足：はい，それではGroupの中で，「ベストしくじり賞」を一つ選んでいただきたいと思います．その作業に入ってください．そして「ベストしくじり賞」に選ばれた方を拍手でお迎えください．

（10分後）
和足：それでは「ベストしくじり賞」に選ばれた方を拍手でお願いします．（拍手）おめでとうございます．「ベストしくじり賞」に選ばれました．それでは，今からグループ内でお話合いをして，その1例，1例を深く，深く掘り下げていきます．自分一人では見えていなかった点，他人には見えていなかった点，様々だと思います．そこを掘り下げていくことが重要な気づきになります．そのための方法ですが，普段われわれがやっている方法を用います．一人一人付箋に，要因と考えられるものをたくさんあげていただいて，左側，左側へと回していただく．そしてそれを，状況要因，情報収集要因，情報統合要因という形に分類していきます．

具体的に山本祐先生，補足のご説明をお願いします．

山本：今和足先生がおっしゃられたように，これが要因だったんじゃないかということを付箋に書いて，隣の人に回す．この作業を行って，付箋が目の前にたくさん出てきます．それを最終的に3つの領域に付箋を貼りながら，最初にカードを作る作業を回しながら行います．回していくと，ほかの人のカンニングができるので，カンニングして，「あ，この意見いいな」と思ったら，さも自分が出した意見のように貼っていく．最終的に仲間でまとめて3つの中に入れていく．たとえば「何とかバイアス」じゃなくて，「夕飯食べていない」など日常生活や臨床に直結していてもいいですし，いろいろなことを自由に出していく．とにかくたくさん作ったものを，仲間でまとめるという作業です．

和足：ありがとうございます．各groupで作成されましたら，それに名前を付けていただいて，ホワイトボードのほうに，貼ってください．「状況の要因」「情報の収集」「情報の統合」の3つの領域です．振り返りシートは，最初パッと見た段階で，わからなかったと思います．空白の欄もあったと思います．この作業で，そういう空白欄も埋めることができると思います．この作業を30分でお願いします．

BOX 9

グループワーク

代表的な診断エラー（診断プロセスと各種バイアス）について自験例で知る（テクニカル・システム）

日々の診療における診断エラーのリスクを自覚・察知し 防ぐ

BOX 10

では 己しくじり診断で成長する時間です

BOX 11

ジェネラリスト伝家の宝刀
パール集の作成

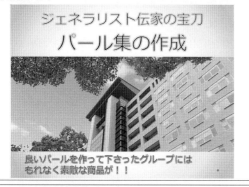

良いパールを作って下さったグループにはもれなく素敵な商品が！！

BOX 12

① 今までの最も記憶に残るしくじり症例を想い起こして下さい
瞑想（2分）開始

・患者さんのイメージを
・場所・環境・状況のイメージを
・自分の状態のイメージを

BOX 13

② その しくじり症例を振り返り用紙に書いて記載ください 後ほど 周囲とシェアして学びに転換してもらいますので2～4分程度簡単にお話ください

BOX 14

③ その しくじり症例を症例と自らの振り返りをもとに周囲に説明ください
チームの中でベストしくじり症例を選びます（全体で15分）

BOX 15

④ ベストしくじり症例をチームで掘り下げていきます 考えられる全ての原因を付箋を左側へ回しながら 集めて行ってください 一人5～6個
それらを 状況要因 情報収集 情報統合（認知バイアス）などに分類ください

BOX 16

⑤ 分類してボードに貼って行って下さい

また どうすれば防げたでしょうか？
チームの中で後輩へ教訓とするクリニカルパールを作成します．

(30分後)

和足：ディスカッションは尽きませんが，せっかく精鋭の日本を代表する先生方が，学ぶための絶好の診断エラー症例を提供してくださっていますので，できれば明日からの診療につなげるような学びになればいいなと思っています．各グループのおひとりに簡単にお話していただきます．どんな症例で，どんな状況で，どんな要因がそのグループでは挙がり，それを防ぐためのクリニカルパールはこれだ！というのを皆さんに教えてあげてください．Groupの発表は，順不同でお願いします．まずGroup 3から行きましょうか．

Group 3発表者：僕が卒後4年目のときのしくじり診断です．忙しい大学病院の病棟の当直をしていました．引継ぎが6時ころで，あと30分〜1時間弱くらいで引継ぎができるなという状況でした．当日はあまり眠れませんでした．研修医から呼吸器病棟で80歳代の男性，間質性肺炎でターミナルの患者が寝ている状態からトイレに座っていきんだらSpO_2が下がって，上がってこない．行ってみたらかなり苦しそうでSpO_2が保てない．脈も速い．ターミナルで間質性肺炎の患者でした．数日前に呼吸器内科のスタッフに，間質性肺炎の患者は動くとサチュレーションが急に下がるのが特徴だと言われていました．それだと思って，酸素投与して気管支鏡使って様子見るしかないか，と思って様子を見ていたら，どんどん悪くなって，ショックになってしまいました．その頃に主治医の先生が引継ぎに来て，僕のプレゼンテーションを聞いて，トイレに立ち上がって突然発症の呼吸困難はどう考えてもPE（肺塞栓）でしょうと言われました．それからＣＴ撮りに行こうかという話になったのですが，すでに全身状態が悪すぎて，高齢でDNR (Do Not Resuscitate) ということもあって，そのまま看取りました．私が診ていた1時間弱の間に亡くなってしまいました．剖検もしましたが，肺塞栓があって，初期診断を間違っていたという症例でした．

Group 3の皆さんとディスカッションして，状況要因は，かなり忙しい当直の終わりごろで，疲れていて，眠気もありました．その状況で，研修医からの情報をそのまま受け止めると，DNRの末期の患者なので，原因検索を一生懸命やる必要はないと思ってしまいました．自分自身でどんな患者かわかっていなかったので，背景がわからない引継ぎ症例でしたし，深夜なので検査のオーダーも出しにくかったのです．深部静脈血栓症（DVT）の予防などもされていませんでした．情報収集の要因としては，引継ぎ症例なので，申し送りを十分把握できていなかった．研修医からは間質性肺炎のターミナルと聞いていて，DNRでいいと思いましたが，本当にどういう意味でのDNRで，本当にその人は呼吸困難の原因を調べなくてよかったのか．それらについて自分でカルテの確認は十分できていなかったのです．そのため，どのような発症様式だったのか，頸静脈怒張はどうだったのか，下肢のむくみ，一歩進んだ診断手技を行いませんでした．情報統合のところでは，最近間質性肺炎で，呼吸困難が起こる事例を聞いてしまっていたので，それに飛びついてしまいました．そこからsystem 1で入ってしまって，矛盾する症候があったかもしれないのに無視してしまいました．そこがアンカリング・バイアスだったのです．そのため肺塞栓を全く考えずに，間質性肺炎の増悪として何もせずに様子をみてしまいました．以上のような要因があったのではないかというディスカッションでした．

和足：ありがとうございます．先生の中で，次にこの患者が来たらどうするかを教えてもらっていいですか．

Group 3発表者：僕の中ではパールはできていなかったのですが，ここでディスカッションさせていただいて，出てきたパールは，「ターミナルの患者と言われたときこそ，それって本当に何もしなくていいの？」です．どういう意味でのDNRなのかを考え直す必要があります．このGroupのパールは，「ターミナルの患者こそ要注意」です．

(Box 17 各 Group の討論要旨) Box 18 WG 討論要旨

BOX 17　「しくじり診断」各 Group の討論要旨

	患者	症状	初期診断	最終診断	状況要因	情報収集	情報統合	パール
Group 1	80歳男性	腰背部痛	左肺癌	膵臓癌	CTで肺癌が見つかり大病院で手術，訴えが多い	訴えが多いので患者のその後の背部痛をよく聞いていなかった	大病院で診てくれているという思いこみ，早期閉鎖バイアス	「1つの大きな所見があってもほかの所見がないかを再度確かめる」
Group 2	80歳代女性	微熱，食欲不振	尿路感染	肺血栓塞栓症	年末の引継ぎ前，重症患者がいた	診察で頸動脈の怒張があったのに見逃し	尿路感染という暫定診断に引っ張られた	「sinnus tachycardia is the worst arrhythmia.」「休日，引継ぎ前は要注意」，「尿路感染では他の疾患の可能性も考えよ」
Group 3	80歳代の男性	間質性肺炎でターミナル	間質性肺炎	肺塞栓	当直の終わりの引継ぎ症例	申し送りの情報把握の不十分	アンカリング・バイアス	「ターミナルの患者こそ要注意」
Group 4	42歳男性，統合失調症	意識障害	薬物中毒疑い	4日後横紋筋融解症	外来の終盤で検査の時間がない	精神科医にコンサルトしないと入院させられない	本能的バイアス	「時間を言い訳にしてはいけない」「引継ぎを簡潔にできるように日頃からトレーニングしておく」
Group 5	肝硬変と狭心症のある86歳男性	胸痛，心窩部痛	胸膜炎	食道静脈瘤破裂	胸痛の訴えで繰り返し受診	複数科で何人も診ている	もう一度診断を洗い直すときに，違和感	「小さな違和感を大切にする」
Group 6	60歳女性	腹痛，最初の1口をつまんだとき	機能性腹痛（胃炎？）	脊髄硬膜血腫	看護師の引継ぎ，読影のアクセスの悪さ	患者の話の聞きとりの不十分	鑑別診断の不足	「経過観察をしよう！」「腹痛でも腹部に所見がなければ腹腔外も考える」
Group 7	帝王切開歴のある40歳代女性	間欠的な腹痛	癒着性イレウス	鼠経ヘルニア	救急準夜帯当直で忙しい	コモンな鼠経ヘルニアを見逃した	基本に立ち返る	「引継ぎで入院を診る人もゼロベースで，診察をし直す」

BOX 18

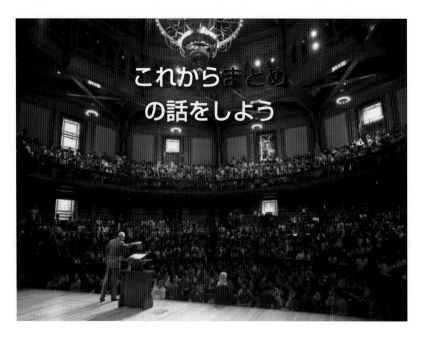

和足:ありがとうございます！

山本:本当にすばらしいパールだと思います．私もこのパールはたいへん大事だなといつも考えていて，ターミナルでのDNAR（Do Not Attempt Resuscitation）は，思考停止だと思っています．何も検索しないで，とりあえず「いいんじゃない」と皆なりがちなので，「本当に？」とか，何か本人は苦しくないようなもので，できそうなものはないかというものをもう1回考えるべきタイミングなのかと考えます．ありがとうございました．

和足:ありがとうございました．次はGroup 6お願いします．

Group 6 発表者:「忘れられない女（ひと）」という症例です．患者は60歳代女性です．主訴は腹痛で，ご飯の最後の一口を箸でつまんだときにおなかの痛みが出てきた．状況としては初期研修医で，シニアと一緒に回診中でおなかが痛いというので診てくれないかと相談されました．診たのですが特に所見はありませんでした．そこで選んだのが腹部の造影CTでした．何もない．突然発症なので血管系由来かと考えたのですが，評価しても何もないので，画像が何もないから機能性の腹痛，胃炎などを考え，具体的なプランもなしに，「様子を見ましょう」と言って診療を終えてしまいました．その夜に患者の両足が動かなくなって，神経診察を当直の先生がしてくださいました．診断は脊髄硬膜外血腫．それで腹痛，麻痺が出てきていました．診断エラーとなった症例でした．ディスカッションしていただいた内容としては，状況は夕方で，看護師の引継ぎの時間帯で，画像検査をすぐに頼める状況ではなかった．シニアと一緒だったのですが，それより上の先生に相談するところまでいかなかった．患者が最初に行った病院がいつも忙しい病院でした．読影が週に1回しか来ないという読影のアクセスの悪さがありました．情報の収集の問題としては，患者の話は聞きましたが，十分かは疑問です．夕方のラウンドでほかの患者も診なくてはならない．あまり話を聞いていなかった可能性がある．また患者があまり具合悪そうではなかったのも状況を軽視した要因ということもディスカッションの中で思い起こさせられました．患者のキャラクターは，普段わりあいいい人で，お話も長くしてくれる．細かいことは少し気にする人で，訴えは時にありましたが，診察をしてみて特に問題はなさそうで，そこで終了してしまったのが悪かったと思います．情報の統合としては，腹痛でも腹腔外疾患を考えなければいけないということで，鑑別診断が不足していました．疾患頻度は高くないけれども診断に至る可能性を下げたと思います．あとは突然発症ということで血管系を考えてしまったことや，ＣＴの画像診断で異常がないから機能性のものと決めてしまったことなどがあります．パールは，「経過観察をしよう！」です．どうやって適切に経過観察をするかが問題で，followがないということは放置である．また，「腹痛でも腹部に所見がなければ腹腔外も考える」です．

和足:ありがとうございました．Rareな疾患がrareな徴候で来たときにどう対処するか考えさせる症例でした．こういう振り返りをすることで，自分の中でどうすればよかったかを考えて，明日からの診療につながるのではないかと思います．では次にGroup 7お願いします．

Group 7 発表者:症例は，帝王切開の既往のある40歳代女性です．主訴は間欠的な腹痛です．最終診断は鼠径ヘルニア陥頓による絞扼性イレウスです．背景は，平日の救急準夜帯当直で非常に忙しい時でした．シニアとジュニアレジデントで救急のwalk inを回している状況でした．40歳代女性が間欠的腹痛を主訴で歩いて外来に来られました．バイタルは異常ありませんでした．腹部診察では，腹膜炎を疑う所見がなく，軽度の圧痛があります．腹部Ｘ線で腸管拡張があったので，腹部エコーを施行．SBO（Small Bowel Obstruction）疑いでした．腹水はなく，血液検査でLDHなどの異常所見なし．担当医は，癒着性イレウスを疑いました．NGチューブを挿入され経過観察入院

となっています．その症例が翌朝早朝に腹痛が持続するようになり，入院担当医が診察をして，鼠径ヘルニア嵌頓が指摘され，緊急手術が行われて腸切除されました．ポイントとしては，非常に忙しい当直であったということもありますが，開腹歴のある SBO で癒着性イレウスであろうと容易に判断してしまって，鼠径部を触れなかったことです．準夜の外来を診ている人から入院当直に申し送られるときに，開腹歴があって癒着性イレウスだと思うけど，内ヘルニアはわからないよねという重要なポイントも申し送られたのですが，よりコモンな疾患である鼠径ヘルニアに関してはお互いに抜けてしまっていたのです．パールとしては，癒着性イレウスとして診断するときには，勉強会や教科書では内ヘルニアは常に想起しなさいと言われますが，より当たり前の鼠径ヘルニアを想起しなさいとはあまり言われていません．もっと基本に立ち返ろうということです．引継ぎで入院を診る人もゼロベースで，診察をし直すということがポイントかと思います．

和足：これに関してどなたかコメントはございますか．

フロアより：この救急医が入院医に申し送るとき，入院担当医が下の学年だったようですね．それも影響しているかなという気がします．頼ってしまって，信じてしまうというところもあるのじゃないか．

和足：私は今のご発表を聞いて，衝撃だったのは，教科書に載っていないけど典型的で最も大事なことを，もう一つゼロベースで，上の先生が診たあとでもう1回診るということです．たしかにそれは臨床の現場でよく遭遇するなと思って聞いていました．今回の学んだパールは，「ゼロベースで振り返る」ですね．ありがとうございました．
次は Group 5 をお願いします．

Group 5 発表者：症例は 86 歳男性で，既往に肝硬変と狭心症がある患者です．救急外来に来る2日前に循環器外来を受診して，「胸が痛い」と訴えていました．息を吸ったとき痛くて，胸膜炎ということで，痛み止めをもらって帰宅しました．しかし，そのあとも救急外来へ来て，また同様に胸痛を訴えました．呼吸器内科へ胸膜炎疑いで相談しました．意図としては意識もバイタルも異常ないので入院適応ではないかの確認のためのコンサルテーションでした．その後，どこが痛いのかを聞き直してみると，心窩部が特に痛いと言われており，さらに1週間前に黒い便が出たとの情報もありました．心窩部痛が持続していたので，よく診察すると腹水がかなりたまっていた．超音波でも腹水を確認しました．バイタルは安定していましたが，少し傾眠傾向で，意識はどうなのか気になって，上級医の先生に相談して結果として消化器科にも相談しましたが，腹水はたまっているが肝硬変が原因にあるために緊急性はないとのことでした．再度，帰宅しましたが，翌日食道静脈瘤破裂で緊急入院となりました．

和足：ありがとうございます．先生，今パールを作るとしたら？

Group 5 発表者：「小さな違和感を大切にする」です．

和足：Availability Bias（利用性バイアス），心に浮かびやすい事を考えやすい．ということの学びにつながるのではないかと思います．
さて次は Group 4 お願いします．

Group 4 発表者：セッティングとしましては，市内の2次救急病院の一般内科外来です．入院が必要になった場合は，当該診療科の常勤医へのコンサルトが必要です．かかりつけ患者には比較的重症な患者が紛れ込んでいて，多いときは 30〜40 人を診察します．症例は 42 歳の統合失調症，知的障害の既往があって，障害者支援施設にいる男性で，かかりつけ医は別にいて精神科単科病院です．ここで複数の抗精神病薬を処方されています．3日前に浴室で転倒し，救急車で当院を初診しま

した．このときは採血などの検査はされず，創処置を受けて帰宅しました．これとは別に1週間前から，意識低下を認めてかかりつけのS病院に相談されましたが連絡がなく，頭に問題があるのではないかと施設職員と一緒に内科外来を受診しました．受診時の現症は，JCS10〜20，知的障害の影響で指示動作はできず，ほかのバイタルサインは問題ありません．最近S病院の処方薬に変更はありませんでした．頭の中ですが，受診された時点で，午前11時，外来の終盤で採血の検査はできない状況でした．以前別の症例でS病院の診療内容を紹介したが，返事はなかったです．当院の精神科医は一人しかいません．もし入院が必要になったらこの精神科医にコンサルトしないと入院させられない．「診療内容がよくわからない人を連れてこられても困るな」と思いまして，「ここでは深入りしないでおこう．」こう考えてしまいました．頭の中で出血など起きていては困るので，頭部CTで確認しておくのは短時間ででき，特に問題ありませんでした．内服薬はかなり多量飲まれていたので，その影響による意識障害と判断して，S病院に内服調整と薬物血中濃度を含めて採血フォローを依頼する手紙を書いて終わりにしました．事後にカルテを確認してみると，自分が診察した約4日後にERを受診していて，S病院からの手紙を持ってきました．意識障害の原因は不明確で，S病院の主治医の先生から，「心配している」という手紙でした．その時の採血結果から急性腎不全で緊急透析が必要でした．結局尿毒症であったのです．1〜2週間で改善して，S病院に転院になりました．

意識障害ではAIUEOTIPSを評価していないのが最大の原因だと考えています．時間の有無は言い訳になります．システムの問題は，引継ぎでは，非常勤で外来に入っている先生はいると思います．引継ぎをよく保っておかないと診断エラーの原因になります．とくに精神科の患者は，身体科とは別の病態になりますので，そういう患者が身体病を併発したときにどういう枠組みでコンサルとして入院をするのかというマニュアルがないと，心理的な負担になりますので，見逃しになる

という意見が出ました．

和足：とても良い学びになりますね．先生，もし明日患者が来たときにパールを後輩に教えるとしたら？

Group 4発表者：「時間を言い訳にしてはいけない」「引継ぎを簡潔にできるように日頃からトレーニングしておく」「先生方と仲良くしておく」ですね．

和足：精神科の患者を診療するとき，Visceral Bias（Posi/Nega）（本能的バイアス）といった感情的なことに影響されやすいと言われています．それでは，次にGroup 1お願いします．

Group 1発表者：私は開業医ですがもともと放射線科医です．個人でＣＴ装置も持っています．症例は80歳男性です．もともと高血圧をお持ちで，今回背腰部痛で受診されました．ＣＴを撮りました．左の肺癌が見つかりました．これは2cmくらいでした．あとから考えるとこれは痛みの原因ではありませんでした．そこですぐ専門病院に送り，胸部外科で手術を行いました．しかし，その1年後に膵臓癌が見つかりました．最初のＣＴを見直してみると，小さいですがよく見るとあったのです．患者は背部痛をずっと言っていましたが，私はよく聞いていませんでした．「手術後で背中痛いのはしょうがないよ」と答えていました．もともと訴えの多い方で，しかも大病院で診てくれているという思いこみがあったのです．一つの大きい所見を診て，それですべて説明がつくか，ほかの病気が隠れていた．パールで言うと，「一つの大きな所見を見つけたからといって，そこで終わりにしないでほかの病気が隠れていないか確認する」

和足：ありがとうございます．「1つの大きな所見があってもほかの所見がないかを再度確かめる」．本日のLectureでもPremature Closure（早期閉鎖）といって，一度診断をつけると思考がストップ

最もエラーに貢献するとされる強力なバイアスがあります．最終診断をするまえに，一度立ち止まり振り返りCheckすることが重要ですね．それ以外に，Confirmation Bias（確証バイアス）というものもあります．これは，自分の仮説に不適合な情報を過小評価する．1つの反証は，それ以上の確証に勝ることに注意するようにしましょう．

では最後にGroup 2お願いします．

Group 2発表者：離島の中核病院で，忙しく月8回くらい当直をしなければなりません．年末の12月30日，夕方引継ぎ前，翌日から家族で旅行に行く予定だったときの症例です．AMI（心筋梗塞）の診断されが患者がいて，もう一人は80歳代女性です．2日前からの微熱と食欲不振があります．見た目はよく脈拍は120くらいで洞性頻脈です．ほかに症状はありません．尿路感染症で入院歴があります．引継ぎの電話をしてから診察を終えました．2日後旅行先で，その80歳代の方の患者が亡くなった（最終診断は不明）という知らせがありました．その時の状況は，自分は疲労しており，年末で旅行前だったこと，電話での不十分な引継ぎになってしまったこと，同時間に重症患者が運ばれてきていたことが挙げられます．また尿路感染という暫定診断に引っ張られてしまい，確定診断にしてしまい，そのフォローをうまくできなかった．診察も，あとで頸静脈の怒張があったのに見逃していました．パールは，「休み前，引継ぎ前は要注意」「尿路感染は確定診断がつくまでは他の疾患も考える」です．あとティアニー先生の「Sinus tachycardia is the worst arrhythmia．」です．

和足：これはよくある症例だと思います．皆さんへ，私たちからお伝えしたかったメッセージは，普段どのように診断すればいいかを話す機会はあふれるほど多いのですが，いかに診断エラーを防ぐかという話し合いの機会はほとんどないということです．このジェネラリスト教育コンソーシアムでは，私たちが日本でできることを，徳田先生を中心に提言すること努力しています．今お手元に配布した資料を，ディスカッションをした結果，なるほどこういうことも経験した，考えるべきだったということをさらに追加していただきたいと思います．

まとめ

和足：診断エラーの克服（Box 19）が一番難しいのです．自身の感情・傾向・状態を知る，徳田先生曰く，「平静の心」．また「自分なりの心得」を持ち歩くようにしています．何より他者と経験を共有し周知する．これが一番大事です．しかしこのチャンスは我が国ではあまりありません．システムエラーの原因分析と改善（体制・勤務シフト・各科の壁・混雑時／緊急時）も必要でしょう．

しかし組織がいきなり変わるのは非常に難しいです．まず個人レベルから行いましょう．

Box 20に自身の感情・傾向・状態を知ることを挙げました．今イライラしている．焦りやすい．どんなバイアスにはまりやすいか．疲れや思考の低下．診察前にふと自問を．自分自身を見つめ直すこともももしかしたら有効かもしれません．

Box 21に私の外来前の儀式を示します．毎朝こうしてパソコン画面に貼ります．患者が入って来る前に必ず一呼吸して，これを見てから呼ぶようにしています．「あ，今自分はいらいらしている」などと自分自身を一瞬でもいいので内省します．当直明けにこれをやっていますが，効果は抜群です．

そしてBox 22のDe-biasの7心得を持ち歩くようにしています．

またBox 23の他者と経験を共有し周知することが最も効率がいいとevidenceレベルで言われています．やはり周囲とシェアが最高の教科書です．

本日は，お集まりの日本の精鋭の先生方とシェアできたことを心から嬉しく思うとともに，皆さんにお配りしたシートをコンソーシアムのほうで回収させていただきます．書籍や研究に用いさせていただきます．最後に本研究を主宰している徳田先生にご挨拶をいただきます．

徳田:平静の心は大事です.マインドフルネスという言葉が最近喧伝されています.われわれと共同研究しているミシガン大学のChopra先生が最近論文を発表しています.マインドフルネスがDe-Biasに有効であるというものです.和足先生がパソコンに貼り付けるのはまさにマインドフルネスの効果になっているのではないでしょうか.

自分なりのDe-Bias,マインドフルネス,平静の心,こうしたものをお勧めしたいと思います.今回お配りしたアンケートにぜひご協力をお願いします.そのデータを皆でシェアすることによって今後の教育に生かして,患者の安全性が高まり,正確な診断に寄与したいと思います.皆さんのご協力を重ねてお願いします.

BOX 19

診断エラーの克服

1. 自身の感情・傾向・状態を知る
2. ○心得を持ち歩く
3. 他者と経験を共有し周知する.
4. システムエラーの原因分析と改善
   (体制・勤務シフト・各科の壁
   ・混雑時/緊急時)

BOX 20

自身の感情・傾向・状態を知る

今イライラしている.
焦りやすい.
どんなバイアスにはまりやすいか.
疲れや思考の低下.
診察前にふと自問を.

BOX 21

外来前
の
儀式

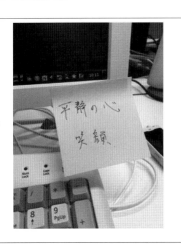

BOX 22   De-biasの7心得を持ち歩く

1) 毎回診察前に自分を知る.
2) 他者からのプレッシャーを真に受けない
3) 鑑別診断はMost likely, possible, do not missを必ず挙げる.
4) 記憶に頼らない(アプリ,ネット,スマホ)
5) 診断前に疫学と検査特性を常にチェック
6) 自分が最終決定者で良いか常に自問自答
7) 診断検査として時間を使う
8) 迷ったら患者さんの為に動く

BOX 23   他者と経験を共有し周知する

・人はかっこいい部分だけを見せる?

・しくじりから学ぶ事は最も効率が良い

・周囲とのシェアが最高の教科書

Workshop

診断エラーと Patient Engagement

柏木 秀行

飯塚病院　緩和ケア科

柏木：Patient Engagement とはまだあまり聞きなれていない言葉だと思います．診断エラーに対して，患者協働を行うことで減らす，もしくは防ぐことができるという内容を今から説明していきます．

Box 1
重要な3項目です．
- 米国の医療現場で提唱され，近年その重要性がますます高まっている
- 患者自らが医療に参加，協働することで最適な医療を受けられるようにすること
- 医療者のパターナリスティックな提案だけよりも，より良い治療選択を患者とともに決断することや，医療資源の最適な活用，患者安全の向上などが期待されている．

こうした概念はおそらく皆さんが普段の診療の中で行われていることも多くあるかと思います．今日はロールプレイを中心に行っていきたいと思います．

Box 2
診断プロセスにおける患者とプライマリ・ケアのパートナーシップですが患者と家族とそれをつなぐプライマリ・ケアが大事ということに着目しています．

Box 3
どのように診断エラーを予防するかです．
- 診断プロセスにおけるシステム
- 認知バイアスへの対策
- 患者との協働関係

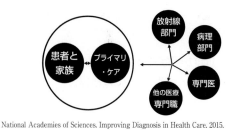

National Academies of Sciences. Improving Diagnosis in Health Care. 2015.

Box 4

セッションの目標ですが診断エラーを防ぐ上で，Patient Engagement の重要性を理解し，具体的に活用できるようになることを目標とします．

Box 5

続いて診断プロセスにおける Patient Engagement の目標は2つあります．
患者と家族に，迅速かつ正確な診断を行う上で有益な情報を提供してもらうこと
　→「診断精度」の向上

ケア・プロセスにおける Shared Decision Making を改善すること．しかし現実には患者自身で医学的問題を決断していくことは通常困難です．我々医師が介在しサポートする必要性があります．
　→「患者中心性」の向上

Box 6

患者中心性についてもう少し詳しくお話しします．患者中心性は医療システムの大目標の一つです．患者の嗜好やニーズ，価値を尊重したケアの提供を指します．

Box 7

それでは Patient Engagement についてのグループワークを行いたいと思います．2つのロールプレイを2回に分けて行います．1つは Patient Engagement を意識しない外来．もう一つは意識した外来です．まずグループの中で1回目の医師役，患者役を1名ずつ決めてください．それ以外の方たちはやり取りを観察する観察者です．2回目は同じ方が行っても結構です．今から資料として会話集をお配りします．まず医師役と患者役の方だけお目通しください．それ以外の方は会話集をまだ見ないでください．

Box 8 ～ 10

会話集の中に医師の心の中の声は色字で示してあります．これも声に出して読んでください．このやり取りは早ければ3分かかりません．ロールプレイの状況の説明を今からします．観察者の人もロールプレイが終わった後，医師の立場でいきましょう．医師の設定はプライマリ・ケアの医師で，患者さんはかかりつけですが予定外の受診で医師ははじめてお会いするという設定です．
患者情報です（Box 8）．

それでは5分くらいを目安にグループワークを行いましょう．

BOX 3　どのように診断エラーを予防するか？
- 診断プロセスにおけるシステム
- 認知バイアスへの対策
- **患者との協働関係**

名医でなくても
目くらましだらけの意地悪ケースでも
**致命的な診断エラーを起こさず
最悪の事態を防ぐ！**

BOX 4　セッションの目標
- 診断エラーを防ぐ上で，
- 「Patient Engagement」の重要性を理解し，具体的に活用できるようになること

BOX 5　診断プロセスにおける Patient Engagement の目標
- 患者と家族に，迅速かつ正確な診断を行う上で有益な情報を提供してもらうこと
　→「診断精度」の向上
- ケア・プロセスにおける Shared Decision Making を改善すること
　→「患者中心性」の向上

BOX 6　「患者中心性」は医療システムの大目標の一つ

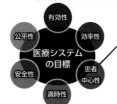

患者の嗜好やニーズ，価値を尊重したケアの提供

IOM. Crossing the Quality Chasm. 2001.

（ロールプレイ中）

柏木：はい，皆さんありがとうございます．このロールプレイを見ていての感想をお聞きしていきたいと思います．

フロアA：こういう会話ってよくあるよね，というのが第一印象でした．それと患者さんがよく言う「分かりました」ですが本当に分かったのかということ．初対面で色々あるし言われちゃったからとりあえずわかりましたって言ったのかな，とも思いました．また，医師側としては苦しいから患者さんに良くなってほしい．タバコを吸っていたらよくないとか，薬をちゃんと使ったら元気になるよね，といった具合に元気になるという提案をたくさんしたほうが元気になるのではないかと医師が思っていていっぱい処方したのかと観察していて思いました．

柏木：とても良いところまで観察されていたかと思います．ありがとうございます．もうおひとりお聞きしたいと思います．

BOX 7　Patient Engagement グループワーク

以下の内容を話し合ってください

■ ロールプレイを見てどのように感じたか？

■ 2つのロールプレイは何が違うのでしょう？
　　注）症例のリアルさ，診断の正しさにこだわらないでください
もし時間があれば，，，

■ 自施設，自分の診療に取り入れられそうなことは？

ロールプレイの会話は，ロールプレイ終了後に配布します

BOX 8　「患者中心性」は医療システムの大目標の一つ

診療所のプライマリ・ケア外来
診療をしている医師はあなた自身です
患者はかかりつけですが，今日は予定外の受診なので，あなたが会うのは初めてです．

＜患者＞33歳女性　主訴：呼吸苦
＜既往歴＞喘息　喫煙：20本/日　飲酒：ビール 350ml/日
＜経過＞
受診当日，起床後に呼吸困難感を自覚し，クリニックを受診した．
受診時には症状は落ち着いている．
＜身体所見＞
身長：157cm，体重 70kg
バイタル正常
胸部：Wheeze なし

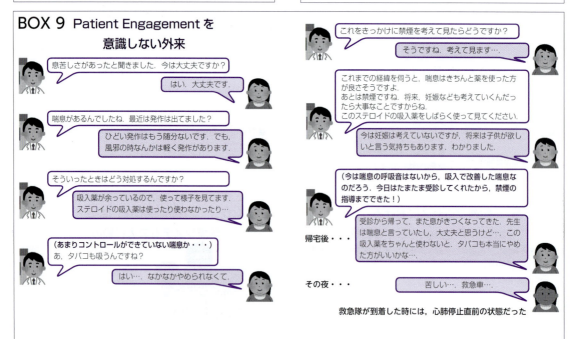

BOX 9　Patient Engagement を意識しない外来

フロアB：ありえそうで違和感のあるシチュエーションだと思いました．通年性に少し軽い発作が出たりする喘息の患者さんは，吸入薬を使って良くなることがある．この場合受診しないのが普通だと思います．でもこの患者さんは今朝息苦しかったけど今は大丈夫だけども受診しに来た．本来こなくてもいいのに来ている．なにか他に診てもらいたいのかもしれないけれどそこが追及しきれていないように感じました．

柏木：大変貴重なご意見を有難うございました．2回目に行きたいと思います．今度はPatient Engagementを意識した外来を行っていきます．(Box 11)

（ロールプレイ後）(Box 7)
柏木：ロールプレイが終わったGroupから，①と②で何が違ったかをホワイトボードに書いてください．

（記載後）
柏木：それでは各Groupの討論要旨を，Box 12に示します．この中から2つのGroupに発表をしていただきます．

Group 4 発表者：そんなに悪い外来ではないという意見もありました．ただ2回目のほうが普段と違う症状を話しやすい雰囲気があった．1回目はたばこを注意しているところがnegativeな印象が会話の中にすこしあり，2回目はpositiveな感じがあった．2回目は普段と異なる症状への疑問を確認している．今後の方針が明確である．1回目と2回目を比較すると，1回目はどちらかというと医師の思いがメインで話を進めていて，たばこというキーワードが入っていて，喘息の治療＋禁煙指導もやってやるぜ（笑）という印象です．2回目は患者の訴えを引き出している．とくに患者が，何に，何を，どう困っているかを引き出し

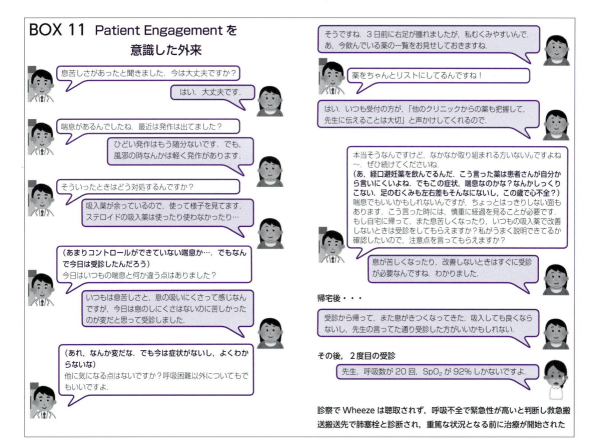

BOX 12

	Patient Engagement 1回目と2回目の違いについて各Group 討論要旨
Group 1	・受診理由の説明 ・呼吸困難の原因を再考 ・注意点の伝達，復唱 ・薬のチェック ・違和感を言語化 ・違和感を認識できた ・注意点の具体化 ・患者行動の良い点を評価
Group 2	・たばこ ➡ 話しにくい雰囲気 ・System 3 lateral approach ➡ 今日はいつもと比べて何が違うのですか？ ・open question を使用 ・具体的説明 ➡ 再確認 ・ベテランパール ➡ 「たばこ吸っているんでしょ」の一言で距離ができてしまう. ・高齢者は書いて渡す.
Group 3	以下の点を聞いている. ・他に気になる点はないか ・本日来院した理由 ・再診すべきときを説明している ・はじめに喘息と決めつけていない ・患者の自主性アップ ・患者からの自主的な情報提供 ・説明内容を患者に言うように勧める
Group 4	1回目 ・医師の思いがメインで話を進めている ・そんなに悪い外来ではない ・たばこを注意 ➡ negative 2回目 ・患者の訴え・思いを引き出している ・普段と違う症状を話しやすい雰囲気 ・ほめる ➡ positive ・普段と異なる症状への疑問を確認 ・今後の方針が明確 ・患者が，何に，何を，どう困っているかを引き出している ・患者の理解度を確認 ➡ 参加せている
Group 5	・患者に話させている ・呼吸困難（主訴）以外の症状を取っている ・理解度を確認している ・患者の主訴に対する考えを聴いている
Group 6	・teach back を帰宅時に使う ➡ 記載したものを渡す ・open-end question をうまく使う ➡ ドアノブコメント的なものも ・教育的なモードになったときにどうするか ➡ たばこと酒は」教育的になりがち ・さらにこの層が，生活保護，貧困，未払いに重なって陰性感情につながる
Group 7	・息苦しさを掘り下げた ・違和感をそのままにしなかった ・薬手帳をほめている ➡ できていることを positive に評価 ・伝わったかどうかを患者のことばで確認 ・受診理由を聞きだしている，主訴以外の理由 ・共感，傾聴 ・open question を使用 ・診断エラーの可能性を認識して再受診のインストラクション

ているのかなという感じです．2回目は患者に問診というプロセスに参加させて，理解を確認している．このような意見がありました．

柏木：ありがとうございます．もう1つのGroupも発表してください．

Group 7 発表者：大方はほかのGroupと似通っていますが，このGroupで出た意見は，2回目の問診のほうでは，違和感をそのままにしなかった，診断エラーの可能性を認識して再受診のインストラクションを行った，そして患者に復唱してもらって理解したかを確認してもらっていることが特徴的かなという意見でした．1回目と2回目を比べて，open-ended questionの使い方が特徴であるという議論がありました．

柏木：はい，ありがとうございます．ほかにご意見はありますか．

和足：非常に感動したパールを見つけました．患者に，「たばこ吸っているでしょ」という雰囲気を作ると，その瞬間から患者との距離ができてしまうので，良い診療ができない．呼吸器内科のベテランの先生から指導を受け，その通りだなと思いました．

柏木：良いパールですね．それでは，今から具体的なpatient engagementのスキルややり方についてLectureをします．そのあとに，最後のワークとして，ご自身の診療にどう取り入れるか，また研修医教育にどのように活用していくかをお話し合っていただきます．

Lecture
patient engagement の具体的方法

柏木：各Groupで話し合っていただいたように，1回目の先生は悪い先生ではなく，日本の医療の光景で標準的ないし少し上の頑張り具合だと思います．しかしあのような結果になってしまいます．2回目のロールプレイの先生は，別にスーパードクターではありません．喘息に合わない呼吸困難で，ピル飲んでいて，右足がむくむ？よくわからないですよね．でも最悪を防ぐという意味で，負けなかったのです．この2点を，ロールプレイを通じて思い出しながら，私の話を聞いてください．

まずpatient engagementの具体的方法として，一つ目は，①患者や家族に対し，診断プロセスに関する理解を促すことです（**Box 13**）．この中で，とくにわれわれは病気の詳しい説明をしてしまいます．呼吸困難には原因はいくつかあります，というような話をしがちです．でも本当にpatient engagementで伝えるべきは診断の不確実性です．「今診断ははっきりしていません」「これらが考えられます．ただし経過によってすこし考えを変えなければいけません．」こういった不確実性です．またそれがどういう経過ではっきりしてくるのか，時間の役割の重要性も共有する．そして予防に必要な情報や質問の方法を共有する．

Box 14は米国の文献の例ですが，診断エラーを避けるために患者が医療者にすべき質問例を示します．これはコミュニケーションの例で，普段診療している患者，家族や自分自身の診療にフィットするやり方で行えばいいと思います．

BOX 13 Patient Engagement 具体的方法

① 患者や家族に対し，診断プロセスに関する理解を促す

■ 診断の不確実性
　例）鑑別診断，診断の修正可能性，「時間」の役割

■ 診断エラー予防に有効な情報提供や質問の方法

BOX 14 診断エラーを避けるために患者が医療者にすべき質問例

■ その診断は，どのくらい確かですか？
■ その検査の結果は，治療計画に影響しますか？
■ 診断をより確かにするために，どんな追加検査が役立ちますか？
■ 私の場合，その診断に矛盾する症状や所見はありますか？
■ その診断名について学ぶ上で，おすすめの情報源はありますか？

Graedon J, Graedon T. Top screwups doctors make and how to avoid them. 2011.

Box 15は，②患者が協働しやすい診療環境づくりです．patient engagementを実践しようと思ったら，患者に診療に参加してもらうとか，質問できるとか，医療者のコミュニケーションスキルが必要となります．teach-backとは，看護師が検査する前に，「お名前を教えてください．」と言います．患者は，はい，でなく，名前で答えます．こちらで伝えたことを言葉で返してもらうことで理解を促したり，確認の精度を上げることを指します．AIDETとは，米国の診療の中で患者が話しやすい接遇を意識したコミュニケーションスキルです．

A：Acknowledge 承認（挨拶，名前を覚える）
I：Introduce 自己紹介をする
D：Duration 待ち時間のかを事前に伝える
E：Explanation 説明する
T：Thank You お礼．

挨拶，自己紹介などの緊張を解くやり方のスキルです．Shared Decision Makingは，医療者と患者が一緒に考えるコミュニケーションスキルです．

そして患者のヘルスリテラシーを考慮したアプローチです．ヘルスリテラシーの定義はいくつかありますが，その患者の医学情報に関する処理能力を考慮しないと，患者中心の医療は損なわれやすいと言われています．

もう少し大がかりなこととしては，③患者と家族に，組織の医療の質改善に参画してもらうことが挙げられます（Box 16）．患者の経験を医療者と共有する機会を作る．診断エラーに関する情報は追跡しにくいのです．診断エラーはしているのですが，救急外来で返した後に他の病院に搬送されたというように．そこで直接フィードバックされるような組織としての仕組みをもつ．そして患者・家族を質改善委員会の一員になってもらう．

Box 17にロールプレイを振り返るとどうかをまとめました．全体として支持的なコミュニケーションが挙げられます．たばこ，まして子育て中という要素が入ってくると，指導のほうに考えが行ってしまいます．指導的コミュニケーションは，僕らは得意なのですが，支持的コミュニケーションがないとなかなか患者は参加できません．患者の考え・理解を探り，診療への参加を促す．解釈モデルを尋ねることは，患者に参加を促しているのです．患者の行動をエンパワーメントするというのは，お薬手帳を持ってきたら「お薬手帳は大事ですよ，素晴らしいですね」というようなことです．診断が不確実であることを共有し，注意点について具体的に共有し，teach-backを活用していくのです．

Box 18にpatient engagementのポイントを再度示します．

違和感を覚えたときに，考え方を探って診療への参加を促します．要するに，「わかりましたか？」ではなく，理解度を教えてもらうことです．

これから最後のワークで，10分くらいで，皆さんの施設や教育で，patient engagementをどんなふうに取り入れられそうだかをお話合いください．

BOX 15 Patient Engagement 具体的方法
② 患者が協働しやすい診療環境づくり

■ 医療者のコミュニケーションスキル向上
　teach-back，AIDET などのテクニック
　Shared Decision Making

■ 患者のヘルスリテラシーを考慮したアプローチ
　低いヘルスリテラシー→患者中心性を損ない易い

Aoki T et al. PLoS ONE. 2017.

BOX 16 Patient Engagement 具体的方法
③ 患者と家族に，組織の医療の質改善に参画して もらう

■ 患者の経験を医療者と共有する機会を作る
　診断エラーに関する情報は追跡しにくい
　例）直接フィードバック，投書，サーベイ

■ 患者・家族を質改善委員会の一員に
　診断エラー予防のため，システムレベルでも協働

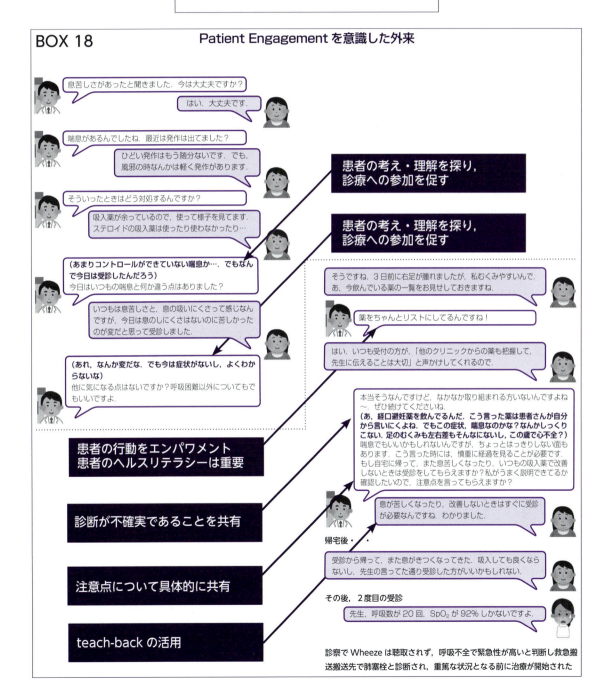

(討論後)

Group 5 発表者：呼吸困難で喘息で来ましたというのは，医学的には成立する内容だと思います．しかし患者が持っている情報で，おかしいと思うものをしっかりつかみに行くのが重要です．医師の理解と患者の理解が少し違うところに目を向ける必要があるという意見が出ました．あと teach-back に関しては，問診のときに，よく理解できていないとよくないので，いちど teach-back できると医療者も安心感が得られるという意見がありました．

柏木：ありがとうございます．

Group 3 発表者：teach-back が話題になりました．なかなか難しいのですが，たとえば救急外来に来た患者が帰宅する際の研修医の説明の中に teach-back を組み込む．また医師だけでなく，医師が薬剤指導をするときに薬剤師のほうから teach-back をする．そうすると同じ人が繰り返さないで済む．研修医がチームで診る場合に，役割分担をするなど，そういう形で確認をする方法はあるかなという議論がありました．それから，解釈モデルを診療に生かすことは，患者に促すという観点から考えたらどうか．さらに医療が不確実であることを患者に伝わるコミュニケーションをすることも大事だという意見がありました．

今日のシナリオもそうですが，受付の人など医師以外の職員がこういう考え方を理解していると，より安全な環境になるという意見もありました．システムとして取り入れるのも一方法という意見も出ました．

柏木：ありがとうございます．

まとめです．Box 19 に Take-home message を示します．

耳慣れない部分もありましたが，僕の考えでは，一人で完璧にできなくていいのです．こういう発想があるということは皆さん知っておいていいのではないかと思います．

Box 20 にさらに詳しく学びたい方のために参考文献を挙げました．

フロア A：teach-back はやったことがないのです．この Group で議論になったのは，研修医に説明するとき，理解度を確認するためにその場で teach-back すると，今言ったことを言え，みたいなテストするみたいになってうまくいかないのでは？教育の際のコツは？

柏木：フィードバックに関しては，学習者とのコミット感が前提となります．「今度はちゃんと伝わっているかどうか教えて」とか，「ポイントと思ったのはどこ？」とかは，僕はよくやります．「後輩に教えるとしたら，どういう風に教える？」．「patient engagement は何ですか？と１年生に尋ねられたらどう答える？」とか僕は言っています．

診断エラーの patient engagement のコンテンツは，今，日本で唯一これだけです．いろいろな

BOX 19　Take-home message.

Patient Engagement について，
- 普段の診療を見直してみよう！
- 具体的方法について理解し活用してみよう！
- ジェネラリスト教育に取り入れよう！

BOX 20　さらに詳しく学びたい方のために 参考文献

- National Academies of Sciences, Engineering, and Medicine. 2015 .Improving Diagnosis in Health Care. Washington, DC: The National Academies.
- McDonald KM, Bryce CL, Graber ML. The patient is in: patient involvement strategies for diagnostic error mitigation. BMJ QualSaf. 2013;22(Suppl2):ii33-ii39.

ところで行っていただきたいと思います．

今日のコンテンツは，京都大学の青木拓也先生の協力をいただいて作成しました．

綿貫：以上でこのセッションを終了します．

本日は，長時間にわたりありがとうございました．診断エラーを多角的に見るのであれば，こういうコンテンツが含まれていたらいいのではないかというものを盛り込みました．診断エラーの話題で，ここまでいろいろな話が聞くことができる機会は，これまであまりなかったと思います．消化不良感が残ったかもしれませんが，使えそうなところをぜひ活用してください．教育でもいいですし，医療安全や質改善の活動としてもいいです，小さいところでいいので，ぜひ自施設で実践していただきたいです．何かのかたちで始めていただけると，変化が得られるのではないかと期待しています．この活動を始めて5年近くになりますが，少し自分の組織に生かしていけないかと思うようになっています．皆さんの活動の一端になれば幸いです．

本日会場をお貸しいただいた関東労災病院の小西先生，いつもありがとうございます．以上で終了させていただきます．

| Tips | 特集　チームで診断エラーに立ち向かうには |

診断エラーを減らすために，医師以外の他職種とどのような連携が可能か？

綿貫 聡

東京都立多摩総合医療センター 救急・総合診療センター

"診断"という言葉からは，医師が単独で診察室の中で行う作業というものが古典的なイメージである．しかしながら，診断のプロセス（**Box 1**）は複雑であり，その過程ごとに多様な職種が関連している．

米国医学研究所が発行したImproving Diagnosis in Healthcare[1]の中でも，"医師個人ではなく，チームとして診断に向き合うことが重要"と述べられており，その中で要点として示されているのは，患者を診断チームの中心に据えるというPatient Engagementでの考え方と，医師以外の他職種との連携である．Patient Engagementについては本書の別項での記載を参照することとし，この項目では他職種との連携についてフォーカスを当てたい．

Improving Diagnosis in Healthcare[1]の中では，診断を改善し，診断エラーをへらすために，他職種に求められるアクションについての記載がある．これらについて，一部職種などの用語について日本の文脈に合わせた形で，看護師（**Box 2**），放射線技師／生理検査室技師（**Box 3**），検査室技師／細菌検査室技師（**Box 4**），薬剤師（**Box 5**）について示す．

これらのアクションの中には，日本の医療の文脈の中ですでに行われているものもあるが，職種間のヒエラルキーや，チームビルディングの成熟度の問題により行われなくなったり，情報の伝達が阻害される可能性がある．これらの改善にはTeam Steppsなどのチームスキルトレーニングが有用な部分もあろう．また，現状の日本の文

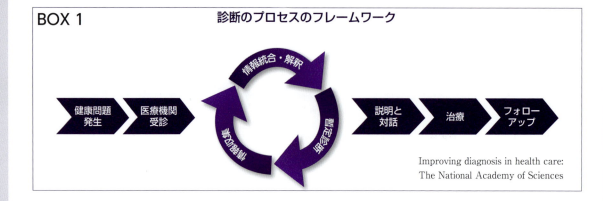

BOX 1　診断のプロセスのフレームワーク

Improving diagnosis in health care: The National Academy of Sciences

脈ではほとんど行われていない内容もあり，さらに現場でどのような活動が具体的に行われるべきか，それを促すにはどのような工夫が必要かについてはさらなる議論が必要であろう．

セラピストと医師の連携については別の質的研究[2]（前庭神経関連を専門とした理学療法士と医師のめまい診療を中心とした連携に関するもの）があり，この内容はリハビリテーションセラピストとの臨床現場での連携について非常に大きな示唆を加えている．

このように，医師以外の他職種との連携は，患者との連携と同様に診断エラーの減少に関して大きな可能性を秘めており，今後日本でこの問題に向き合うにあたって大きく関心が払われるべき領域である．

References

1) Improving Diagnosis in Healthcare. National Academies Press (US) 2015 Dec.
2) Dana B. Thomas and David E. Newman-Toker;Diagnosis is a team sport – partnering with allied health professionals to reduce diagnostic errors
Diagnosis. 2016; 3(2): 49-59

Box 2　看護師：診断を改善し，診断エラーを減らすために提案されるアクション

1. 患者さんの主要な診断名を知りましょう
2. 患者さんの声となり，彼らを導く代弁者となりましょう
3. 診断チームの眼となり，患者さんの症状，徴候，主訴，状況に関して認識し，報告し，記録をしましょう
4. 診断チームのモニターとなりましょう．あなたの患者さんは期待どおりに治療に反応していますか？
5. 患者さんとケアチームのコミュニケーションを促進しましょう
   a. 患者さんが彼らのストーリーと，症状に関連することを語るのを手助けしましょう
   b. 患者さんが診断名に対して理解しているか，どのようなことが説明されているかを確認しましょう
6. ケアの協働が適切に行われているか，評価しましょう
7. 患者さんに診断のプロセスについて教育しましょう
8. どのように診断エラーが起こるかを学び，それを避けるためにどうすればよいか学びましょう
9. 診断的な検査について患者さんに教育し，なぜそれが必要なのか，彼らがどのようなことを経験するのか，どのような結果が明らかになるのかを説明しましょう
10. 知られていなかった診断や，転機の良くない診断が行われた時に，感情面や精神面で困難を抱えた患者さんをサポートしましょう

Box 3　放射線技師／生理検査室技師：診断を改善し，診断エラーを減らすために提案されるアクション

1. どのような画像／検査を，どの程度の量撮影／施行するかの意思決定に関わる
2. 超音波検査で正常構造を評価し，異常所見を見出した場合に追加のイメージを撮影する
3. 異常所見が認識されたことを適切に放射線科医／医師に伝えることで，診断プロセスにポジティブな影響を与える

Box 4　検体検査室／細菌検査室技師：診断を改善し，診断エラーを減らすために提案されるアクション

1. 検体を取扱，解析に向けての準備を行い，解析を行い，検査のための機器が適切に働くかを確認している
2. 解析プロセスの中で検体の異常を認識し，疑われていなかった診断名や追加評価の必要性を見いだせるかもしれない

Box 5　薬剤師：診断を改善し，診断エラーを減らすために提案されるアクション

1. 薬剤から派生する健康問題を認識し，回避することができる
2. 特定の薬剤や複数薬剤の相互作用により症状が誘発されているかどうか，認識することができる
3. 医師が薬剤の副反応や相互作用について全て気づいていない可能性がある
4. 薬剤師は健康問題に対する適切な薬剤について提案することも可能である

Tips 特集　チームで診断エラーに立ち向かうには

診断エラーに効く精選書籍集

綿貫 聡[1], 佐田 竜一[2]

1）東京都立多摩総合医療センター 救急・総合診療センター
2）天理よろづ相談所病院 総合診療教育部

本項では診断エラーを減らすために診断や臨床決断に関与する医療職にとって有益な内容が記載されている書籍について紹介する．

■ 医療における認知バイアスとその回避についてのヒント

1) Jerome Groopman.How doctors think,Mariner Books,2007.
   （日本語訳書：医者は現場でどう考えるか，美沢 恵子／監訳，石風社，2011）

　医師が診療過程においてどのように間違えるのか，感情や環境要因などにより簡単に認知バイアスが生じ，医師の思考過程が影響を受けてしまうのか，医師の側からの視点でつぶさに描いた名著である．一般書として物語調で記載されており，非常に読みやすい書籍であるが内容は非常に奥深い．

2) 大竹文雄，平井啓．医療現場の行動経済学，医学書院，2018．

　診断過程というよりは臨床決断全般，また医師-患者間でのコミュニケーション全体に行動経済学的な観点から認知バイアスがどのように影響を与えているのかを示した書籍である．ナッジとデフォルトの考え方など，現場でどのように医療職の考え方，行動を変えるかという観点で非常に参考になる書籍である．

■ 診断エラー領域全般を取り上げた書籍

3) Nicola Cooper,John Frain.ABC of Clinical Reasoning,Wiley,2016.
   （日本語訳書：ABC of 臨床推論，宮田靖志／監訳，羊土社，2018）

　ABCシリーズの臨床推論書籍であるが，診断エラーの背景にあるヒューマンファクター，認知バイアス，これらの問題点への対処などをコンパクトにまとめた入門書である．

4) ACP,Teaching Clinical Reasoning,2015.
   （日本語訳書：臨床推論のバックステージ，志水太郎／監訳，メディカルサイエンスインターナショナル，2016）

　診断推論教育を行う"舞台裏"にある様々な理論や事例を豊富に紹介しており，診断医学における基本的な知識を習得するために非常に有用な書籍である．

5) Pat Croskerry, Karen S Cosby, Mark L Graber, Hardeep Singh.Diagnosis interpreting the shadows,CRC Press, 2017.

(日本語訳書：「誤診」は無くせるのか - 実践知としての診断エラー学，綿貫聡・徳田安春／監訳，医学書院，2019)

現在診断エラーの領域において啓発と研究を続けている先駆者4名により執筆された，この領域における成書の一つである．診断学についての歴史的な背景などを含めて精緻な記載が行われており，非常に奥深い書籍である．

6) Pat Croskerry, Karen S Cosby, Stephen M Schenkel, Robert Wears. Patient Safety in Emergency Medicine, LWW, 2008.

救急外来における患者安全全体に触れている書籍であるが，診断エラーそのものが生じる背景について広い視点から触れている好著である．特に救急外来やワークフローをどのように設計するか，医療情報管理やヘルスケアレコードの管理などまで含めて組織レベルでどのように取り組むことができるか，という観点まで触れられた意欲的な書籍である．

7) Jonathan Howard. Cognitive Errors and Diagnostic Mistakes. Springer, 2019.

臨床現場における認知バイアスについて解説を行っている書籍である．症例を紐解きながら，一つ一つの認知バイアスに対しての詳しい解説があり，理解を深めることができるだろう．

■ 行動経済学的な観点からの認知バイアスについて

8) Daniel Kahneman. Thinking, Fast and Slow, Penguin, 2012.
(日本語訳書：ファスト＆スロー，村井章子／翻訳，早川書房，2014)

行動経済学における認知バイアス全般に渡り精緻な記載がなされた，言わずと知れたこの領域における成書の一つである．心理学者，行動経済学者として高名なダニエル・カーネマンが編み出した不確実性の下における人間による意思決定のモデルの一つであるプロスペクト理論，心理学における意思決定過程において働くヒューリスティックと，ヒューリスティックの使用により生じる認知バイアスについて細かな分類を含めて詳しく記されている．医師の臨床決断全般に関心のある方はぜひ一度手にとっていただきたい書籍である．

■ 診断がつかないときの心構えについて

9) 岸田直樹／企画．不明熱診療最前線，JIM vol.23 No6，医学書院，2013.

不明熱に関連した書籍であるが，診断がつかないときの見直しの仕方，考え方についての記載が詳しく記されている．発刊されてから少し時間が経過しているが，古びることのない原則論の大切さを示している．特に後半の診療における基本原則・感染症不明熱・膠原病不明熱・悪性腫瘍不明熱の4つの項目は秀逸である．

10) 國松淳和．病名がなくてもできること―診断名のない3つのフェーズ　最初の最初すぎて診断名がない　あとがなさすぎて診断名がない　不明・不定すぎて診断名がない，中外医学社，2019.

診断名がつかない局面を最初の最初，あとがない，不明・不定という3つのフェーズに分けて考えることを提唱している．個人的には特にChapter2の"あとがない"段階における著者の思考プロセスが非常に勉強になる．

11) 松村正巳／編集．ジェネラリストのための診断がつかないときの診断学～非典型症例・複雑な症例に出会ったときの考え方とヒント，羊土社 G ノート増刊 Vol.6 No.2, 2019.

こちらも診断困難事例への対応を主にした書籍であるが，特に第2章の診断に苦慮した症例における診断困難事例の振り返りによる困難点の言語

化，第3章診断がつけられなかった症例における事例の共有が非常に勉強になる．

■ ノンテクニカルスキルについて

12) 相馬孝博．これだけは身に付けたい患者安全のためのノンテクニカルスキル超入門，メディカ出版，2014．

　診断エラーに限らず，患者安全全般において役に立つノンテクニカルスキル全般を網羅した入門書である．コミュニケーショントラブルを元にした情報伝達の不備，ストレスや環境要因の把握とその対抗策，メタ認知の重要性などについて説いており，非常に短時間でこの領域を把握することが可能である．

■ 急性期医療における非典型例，医師が騙されやすいパターンからの学習

13) 寺沢秀一．研修医当直御法度 百例帖，三輪書店，2013．

　救急外来診療における診断困難であった事例，職種間，患者間などとのコミュニケーショントラブルについて記された，言わずと知れた名著であり，日本における診断エラーに関する書籍の先駆けとなったものである．特に救急外来来院事例における病歴や所見に関する非典型な事例のプレゼンテーション，診療側が気をつけるべきポイントなどについての学習が非常に勉強になる．

14) 岩田充永．救急外来でのキケンな一言，羊土社，2008．

　救急外来でよく発言されてしまいそうな一言をもとに，それにともない生じる診断やコミュニケーションの失敗と，その失敗への対策を述べている．前述の研修医当直御法度と合わせて読みたい書籍である．

15) 長谷川耕平，岩田充永．内科救急見逃し症例カンファレンス M&M でエラーを防ぐ，医学書院，2012．

　救急外来での診断困難事例，対応困難事例などを中心として診療の振り返りを M & M カンファレンス形式で示している書籍である．診断困難な背景に認知バイアスがあることを示し，その内容についても具体的な記述がされている．日本において診断エラー関連の内容について早い段階で示してきた書籍の一つである．

Tips 特集 チームで診断エラーに立ち向かうには

診断エラー精選論文集

綿貫 聡

東京都立多摩総合医療センター 救急・総合診療センター

本稿は2018年国際診断エラー学会学術集会における"Latest and Greatest in the diagnostic Error literature"の中の要点として挙げられた論文と，その他現在までの診断エラー関連の主要論文の一部を取りまとめた内容である．

■ 診断エラーの定義の変遷と，診断エラーに関する大きな課題

診断エラーの定義には様々なものがあり，ここ数年の論文の中でmajorなものを取り上げてみても大きく変遷してきていることが理解できる．

2005年のMark Graberの定義では，診断エラーはMiss（見逃し），Wrong（誤り），Delay（遅れ）のいずれかに当てはまることとされている．

1) Diagnostic error in internal medicine. Arch Intern Med. 2005 Jul 11;165(13):1493-9. PMID:16009864

また2009年のShriffの定義では，Miss（見逃し），Wrong（誤り），Delay（遅れ）につながった診断過程における誤りや失敗全てであり，具体的にはケアへの適時なアクセスの失敗，症状の聴取，所見の確認，検査の提出またはそれらの解釈の誤り，鑑別診断の構築や重み付け，適時なフォローアップや専門家への紹介や評価などの失敗としている．

2) Diagnostic error in medicine: analysis of 583 physician-reported errors. Arch Intern Med. 2009 Nov 9;169(20):1881-7. PMID:19901140

2014年にSinghは，Omission(正しい臨床決断を行わなかった)またはComission(間違った臨床決断を行った)の証拠が存在すること，特に機会損失を中心とした定義を提唱している．

3) Editorial: Helping health care organizations to define diagnostic errors as missed opportunities in diagnosis. Jt Comm J Qual Patient Saf. 2014 Mar;40(3):99-101. PMID:24730204

また2014年にNewman-Tokerが診断エラーの概念モデルを開発し，診断プロセスの失敗（診断のワークアップの失敗，認知エラー，システムエラー）と診断ラベリングの失敗（患者が受け取る診断名が正しくない，診断ラベルを提供することが試みられない）を区別することを提唱した．

これらの診断エラーの流れを踏まえて現在最新のものとしては，2015年のIOMの定義として，

a) 健康問題について正確で適時な解釈が為されないこと
b) その説明が患者に為されないこと

のaもしくはbのいずれかに当てはまることと定義がされている．

4) Improving Diagnosis in Health Care
   https://www.ncbi.nlm.nih.gov/books/NBK338596/

このように時系列で定義が大きく変わってきていることは改善を求めてきた
過程でもある．糖尿病や高血圧症などにおいても基準となる数字が経時的には変化してきているように，診断エラーに置いても定義は変化している．

しかしながら，
・経時的に異なるケアの設定の中での診断エラーの有無を決定すること，
・過少診断と過剰診断のバランスをとること，
・後知恵バイアスがある中での疾患診断の可能性を評価すること
などは大きな困難を伴う課題であることについては現在も変わりがない．

5) The challenges in defining and measuring diagnostic error. Diagnosis (Berlin, Germany). 2015 Jun; 2(2): 97-103. PMCID:4779119

■ 診断エラーにチームで立ち向かう

Mark Graberは診断は医師単独で行われる過程ではなく，他職種，患者，患者家族と連携してチームで行われるものと述べている．

患者は，診断の質に影響を及ぼし改善するための大きく未開発の，そして極めて重要な資源であり，そして診断上の安全性において迅速かつ有意な利益を得るために必要であること，特に彼/彼女らを診断プロセスの完全なパートナーとして受け入れることができたヘルスケア組織では，patient engagement（患者協働）により，診断エラーのリスクを減らす手助けをするための大きな力，そしてセーフティネットの一部となることを予見している．

6) The New diagnostic team. Diagnosis (Berlin, Germany) [01 Nov 2017, 4(4):225-238
   https://europepmc.org/abstract/med/29536943

また患者やその家族や介護者，医師，看護師，薬剤師，ケースマネジャーなどが連携した多職種チームが30日以内の同一病院への入院を防ぐデータなどが得られており，これらの多職種チーム，患者連携の流れは今後も進むものと思われる．

7) Interprofessional Teamwork Innovation Model (ITIM) to promote communication and patient-centred, coordinated care. BMJ Qual Safe. 2018 Sep; 27(9):700-709. PMID:29444853

しかしながら，その一方で患者と医師が診断エラーについてディスカッションする機会は限られており，患者協働を促していくために今後改善が必要なことが見て取れる．

8) Education and reporting of diagnostic errors among physicians in internal medicine training programs.JAMA Intern Med. 2018 Nov 1; 178(11) : 1548-1549. PMID: 30193365

■ 診断エラーの存在を定義し，測定することも大きな課題である

診断エラーがあったのかなかったのかを定量化するツールとしては12個の質問表に対して6段階のRating Scaleを用いて評価を行うSafer Diagnostic Instrumentがあり，こちらについての精度評価が現在行われ，見直しが行われている最中である．

9) Accuracy of the safer Dx instrument to identify diagnostic errors in primary care. J Gen Intern Med. 2016 Jun; 31(6): 602-608. PMCID:4870415

また，診断過程のどの段階に問題があったかについては，Modified DEER taxonomyがあり，受療行動からフォローアップまでの診断過程のどの段階にもどのような問題があったかの分析に活用されている．

10) http://patientsafety.pa.gov/pst/Documents/Diagnostic%20Error/audit.pdf

さらに，Safer Diagnostic frameworkのように診断プロセスのどの次元に問題があったかの分類する手法などがある．

11) Advancing the science of measurement of diagnostic errors in healthcare: the safer Dx framework. BMJ Qual Saf. 2015 Feb; 24(2): 103–110. PMCID:4316850

■ 診断とマネジメント

診断は動的なフレームワークであり，思考過程の一部である．診断は劇的に違う2つの異なるフレームで取り扱われる場合があり，これは重要な観点である．

"診断をつける"ことにより満足感が得られることは，診断を解放と捉えている（臨床問題解決の終着点として）．その一方で問題に対するより良い理解とマネジメントを目的として，診断を臨床推論の一部として取り扱う場合もある．

12) What's in a label? Is Diagnosis the start or the end of clinical reasoning?
J Gen Intern Med. 2016 Apr;31(4):435-7. PMID:26813111

このような観点から，治療選択，経過観察，さらなる追加検査，リソース配分などの患者管理に関する決定プロセスについてManagement Reasoningという別の概念をCookらは提唱している．現実世界に於いては，診断とマネジメントはひとつづきの概念であり，分離することは困難である．

13) Management Reasoning: beyond the diagnosis. JAMA. 2018 Jun 12;319(22):2267-2268. PMID:29800012

また，米国の医学校での臨床推論指導においても，検査の閾値やマネジメントの指導において問題があるかもしれないことが指摘されている．

14) Clinical reasoning education at us medical schools: results from a national survey of internal medicine clerkship directors. J Gen Intern Med. 2017 Nov;32(11):1242-1246. PMID:28840454

■ 診断を適切につけること—Over diagnosis, Diagnostic Uncertainty, Diagnostic Calibration，そして，Diagnostic stewardshipへ

診断エラーの話題においてはUnder diagnosis（過少診断）の話題が中心になることが多いが，その一方でOver diagnosis（過剰診断）の問題も残っている．

15) Overdiagnosis in primary care: framing the problem and finding solutions.
BMJ. 2018 Aug 14; 362: k2820. PMID: 30108054

また，診断を下すということはある種の決断であり，そこには不確実性が確実に存在する．しかしながら，Diagnostic Uncertainty（診断の不確実さ）という用語はあるものの明確な定義は未になく，医療現場においてその測定のための包括的な枠組みは存在していない．

下記のレビューに於いては，"患者の健康問題に対して正確な説明を提供することができないという主観的な認識"と暫定的に定義している．

この不確実性を現場の医師が避けようとして過剰に防衛すれば，過剰な検査につながる可能性もある．

16) Defining and measuring diagnostic uncertainty in medicine: a systematic review.
J Gen Intern Med. 2018 Jan;33(1):103-115. PMID:28936618

　この観点を補足するものとして，Diagnostic Calibration（診断における較正）という概念も出てきている．医師の診断がどのくらい正確かと，その正確さに対して彼/彼女らがどの程度自信を持っているかの関係性のことを Diagnostic Calibration という．

　一般的に，自信を有していない医師は過剰に検査を行い (Overtesting)，自信を有している医師は患者の訴えを過少評価する可能性があるとされている．この領域にはあまりデータが存在せず，ある研究においては自信の程度について，診断の正確さ，症例の診断の難しさに対して，比較的感度が低いという結果が出ている．難易度の高い症例にあたったとしても医師の自信がそれに応じて適切に減少することがなく過剰な場合があり，診断困難例に対して再評価を行うことが，妨げられてしまう可能性があると著者らは結論づけている．

　この Calibration を適切に調整することができれば，可能性が高い（ただし検査が不要である可能性は低い）疾患を診断するための高い特性を有した検査と，それほど可能性は高くないが重要な疾患を除外するための感度の高い検査を提出することが可能となるが，この良好な Calibration をどのように定量化するかは現時点でも課題となっている．

17) Physicians' diagnostic accuracy, confidence, and resource requests: a vignette study.
JAMA Intern Med. 2013 Nov 25;173(21):1952-8. PMID:23979070

18) Diagnostic Errors and Diagnostic calibration.
JAMA. 2017 Sep 12;318(10):905-906. PMID:28828468

　直近の話題として，日本でも AMR (Antimicrobial Resistance) 対策としての Antimicrobial Stewardship と呼ばれる抗菌薬適正使用を推進する取り組みが行われている．

　これに連なる概念として，Diagnostic stewardship という概念が提唱されている．これは治療上の決定を導くための診断法（検査）の適切な仕様を改善するためのガイダンスと介入方法のことである．検体の採取，病原体の特定，患者治療を導くための適時な検査結果報告など，適切で適時な診断検査を推奨する必要があるとされている．抗菌薬の話題に限らずこの考え方は患者安全，患者ケアに関する質改善の観点からは重要な問題提起であると思われる．

19) Diagnostic stewardship:a guide to implementation in antimicrobial resistance surveillance sites. http://www.who.int/iris/handle/10665/251553

20) Diagnostic stewardship – Leveraging the laboratory to improve antimicrobial use
JAMA. 2017 Aug 15;318(7):607-608. PMID:28759678

■ Artificial Intelligence と診断の可能性について

　Artificial intelligence（人工知能）は医療における多分野において，もちろん診断においても大きな役割を果たすことが期待されている．下記のように，糖尿病性網膜症の網膜所見や，心臓超音波検査における心機能評価や，急性神経疾患の画像診断における評価などにおいて人工知能が大きな役割を果たすことが期待されている．人工知能が診断に影響を与えてくることは間違いがないだろう．

21) Development and validation of a deep learning algorithm for detection of diabetic retinopathy in retinal fundus photographs.
JAMA. 2016 Dec 13;316(22):2402-2410. PMID:27898976

22) Diagnosis of heart failure with preserved ejection fraction: machine learning of spatiotemporal variations in left ventricular deformation. J Am Soc Echocardiogr. 2018 Dec;31(12):1272-1284. PMID:30146187

23) Automated deep-neural-network surveillance of cranial images for acute neurologic events. Nat Med. 2018 Sep;24(9):1337-1341. PMID:30104767

　しかしながら，人工知能は万能薬ではなく診断学の未来は人間の手中にあることは間違いがないと思われる．機械学習は特に数値データとテキストデータにおいて優れているが，人間の作成した参照基準において優れているという状況であり，人間の入力情報が最適な機械学習には必要な状況はまだ変わっていない．

24) Role of big data and machine learning in diagnostic decision support in radiology.
J Am Coll Radiol. 2018 Mar;15(3 Pt B): 569-576. PMID:29502585

　また人工知能を利用することで生じる問題点として，機械学習をベースとした臨床決断サポートツールの使用により自動化された機能に対して過剰な信頼が発生する可能性があることが挙げられている．
　これにより医師に本来は必要なはずの技量が低下し，テクノロジーに障害が発生したり故障した際に医師のパフォーマンスの低下が引き起こされる可能性があると予想されている．

25) Unintended consequences of machine learning in medicine. JAMA. 2017 Aug 8;318(6):517-518. PMID:28727867

　また電子化されたヘルスケアレコードのデータに欠損があったり，サンプルサイズが少なすぎたり，疾病の誤分類があることにより臨床決断サポートツールが導き出した結論において人間のそれよりも洞察にかけ，偏りが生じた意見が提示され，問題が生じる可能性も危惧されている．

26) Potential Biases in Machine Learning Algorithms Using Electronic Health Record Data. JAMA Intern Med. 2018 Nov 1;178(11):1544-1547. PMID:30128552

　さらに，例えば身体所見の取得に起因するようなエラー，具体的には身体所見の取得をきちんと行わないこと，着衣の下の皮膚を評価しないこと，腹痛患者で鼠径部・直腸領域，ヘルニア門などの評価を行わないことなどのエラーに対して人工知能が解法になり得るかという問題もある．

27) Inadequacies of physical examination as a cause of medical errors and adverse events: A collection of vignettes. Am J Med. 2015 Dec;128(12):1322-4. PMID: 26144103

　体温計が1700年代の初頭に導入されたのにもかかわらず一般的に受け入れられたのが1800年代の中盤であったように，医学が変化を受け入れるスピードはゆっくりであり，人工知能に於いても同様な問題が生じる可能性もある．

28) Why doctors reject tools that make their job easier. By Gina Siddiqui on October 15, 2018 https://blogs.scientificamerican.com/observations/why-doctors-reject-tools-that-make-their-jobs-easier/

　このように，人工知能が関連する臨床決断サポートは大きな可能性を秘めている一方で万能ではなく，現時点で評価を決めつけることは難しいというのが現時点での結論である．

特集論文
Special issue on diagnostic error

1 　誤診と医療過誤訴訟

2 　IT技術の利活用による診断エラーに対する世界的な取り組み

3 　陰性感情との向き合い方

4 　診断エラー改善のための臨床推論教育

5 　プライマリ・ケアにおける診断エラー

6 　海外における診断エラーに対する国家的・組織的な支援体制

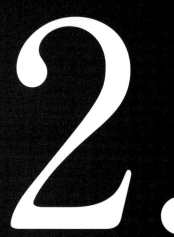

誤診と医療過誤訴訟
Diagnostic error and medical malpractice lawsuits

加藤 良太朗
Ryotaro Kato

板橋中央総合病院総合診療科
Itabashi Chuo Medical Center

〒174-0051 東京都板橋区小豆沢2丁目12番7号
E-mail：kato.ryotaro@ims.gr.jp

提言

- 医療の世界と一般社会の間では誤診という言葉の意味が乖離していることがあるため，医療の外で誤診という言葉を用いるときには注意が必要である．
- どのような医療施設においても行うことが可能である基本的な問診と診察は，医療過誤訴訟対策の観点からも非常に重要である．
- 医療過誤訴訟を回避ためには，診療録記載，科学的根拠に基づいた医療，そしてコメディカルとの連携も徹底すべきである．

要旨

医療に不確実性はつきものであり，ある程度の確率で誤診が起こるのは仕方がない．しかし，誤診を更に減らすこと，そして医療過誤訴訟を回避することは可能である．近年，総合診療医の人気が高まるとともに，正確な問診と診察の重要性が再認識されつつある．幸い，裁判所も同様に考えているようで，基本的な問診と診察を怠ると医療過誤訴訟で敗訴しかねない．また，医療過誤訴訟対策としては，綿密な診療録の記載，科学的根拠に基づいた医療の徹底，コメディカルとの連携も重要である．

Highlight

Diagnostic error and medical malpractice lawsuits

The practice of medicine inherently contains uncertainties, and the occurrence of diagnostic errors is often unavoidable. Nevertheless, health care communities can strive to reduce the occurrence of diagnostic errors and avoid medical malpractice lawsuits. Recently, there has been a movement towards recognizing the utmost importance of accurate history taking and thorough physical examinations. This movement is due largely to the rise of general practitioners in Japan, such as the hospitalists. Fortunately, the courts seem to agree. Failure to take an accurate and thorough history and physical examinations can lead to an unfavorable verdict. Appropriate documentation, evidence-based practice and a multidisciplinary approach are the keys to avoiding medical malpractice lawsuits in Japan.

Keywords

誤診（diagnostic error），医療過誤訴訟（medical malpractice lawsuits），債務不履行（breach of contract），過失（breach of duty），因果関係（causation），医療水準（medical standard）

症例

あなたは大学病院の救急外来で夜勤をしていた．既往歴のない45歳男性が激しい腹痛と血便を訴えて来院した．体温は36.8度で脈拍は80台．下腹部に圧痛はあったものの，腹部全体は平坦で柔らかく，筋性防御はない．血液検査では白血球が14,000（多形核白血球91%）と上昇していたが，腹部単純レントゲン写真ではガス像も正常，腸腰筋陰影も明瞭であった．ブスコパンを点滴したところ，症状の改善が見られたため，胃薬を処方して帰宅とした．症状が悪化した場合には，いつでも再受診するようにとも伝えた．翌日，彼は別の大学病院へ心肺停止の状態で運ばれた．剖検の結果，死因は化膿性虫垂炎を契機とした腹膜炎による敗血症とのことだった．その2年後，あなたの元に訴状が届いた．

はじめに

誤診は決して珍しくない．我が国には誤診に関する最近の統計がないが，欧米では約15%程度と推測されている[1]．また，誤診が医療過誤訴訟を招くことも珍しくない．米国のNational Practitioner Data Bank（医療従事者が関与した医療過誤訴訟についての報告等を集積した米国のウェブ上データベース）を用いて35万件以上の医療過誤訴訟を分析した研究では，訴訟の原因として最も多かったのは誤診であった（28.6%）[2]．誤診により患者が被害を受けた場合，当然，何らかの救済処置が求められる．しかし，医療には不確実性が伴うため，ある程度の確率で誤診が起こることは避けられない．そのような状況で，果たして誤診という問題を訴訟で解決することはできるのだろうか．この総説では，まず誤診の定義を確認する．次に医療過誤訴訟の仕組みの概要を説明し，最後に誤診と医療過誤訴訟との関係について考察する．

誤診の定義について

かつて東京大学医学部教授であった沖中重雄は，1963年に自身の最終講義において，「私の教授在任中の誤診率は14.2%である」と発表した[3]．このとき，沖中は「徹底的に診断しても，厳格な基準のもとでは，誤診はこんなに出る．医学とは難しいものなのだ」と説明したが，多くの医師はその誤診率の低さに感嘆したという．その上，沖中による誤診の定義は，（1）臓器の診断を間違ったもの，（2）臓器の診断は正しいが，病変の種類を誤ったもの，そして（3）癌に関するもので，診断と死因の剖検所見は一致するが，原発巣は別のところであった場合という，非常に厳格なものであった．

海外のデータによると，誤診率は確認方法のみならず，医療の場面や対象疾患によっても大きな幅がある．Mark Graberによると，剖検により確認された誤診率は10〜20%，セカンド・オピニオンにより確認されたマンモグラフィーによる乳癌の誤診率は10〜30%，診療録の読み直しにより確認された救急外来におけるクモ膜下出血の誤診率は12〜50%にも上る[4]．これらの数値は，沖中が発表したものと同様，臨床診断と解剖診断，異なる医師による診断や異なる時点での診断の違いを表す．つまり，患者の生命に重大な影響を与えるような被害が生じなかった誤診や，不可抗力的な誤診も含まれるのである．

ところが，世間一般に理解されている誤診は必ずしも純粋な診断の違いを意味するとは限らない．むしろ，世間一般でいう誤診とは，医師に何らかの落ち度があったものや，患者が何らかの被害を受けたものを指すことが多い．したがって，誤診という言葉を医療従事者以外に対して用いるときには注意が必要である．また，このような誤診が過失と表現されることもある．しかし，過失という言葉には後述するような法的な意味が存在するため，こちらも安易に用いられるべきではない[5]．

なお，欧米の医療安全領域で用いられるdiagnostic errorという言葉には，誤診に加えて，

診断の見逃しや，その不適切な遅延も含まれる[6]．なぜなら，診断という情報は，その当事者である患者と共有されて初めて意味をなすからである．実際，Elizabeth McGlynn等は，diagnostic errorを「(a) 患者の健康上の問題の理由を正確，かつ速やかに解明すること，または (b) その理由を患者に伝えることのいずれかに失敗すること」と定義している[7]．したがって，diagnostic errorを「診断関連エラー」と訳す方が適切であるという意見もあり，筆者も賛成である[8]．しかし，この総説では，以下の二つの理由から，あえて誤診という言葉を用いる．

まず，この総説の趣旨は医療と法律の関係を明らかにすることであるため，概念を簡略化した方が論点を伝えやすいと考えた．そして，医療と法律の関係を正しく理解するためには，双方が社会の一部であるという認識が大切である．よって，現代社会で日常的に用いられる誤診という言葉を使う方が適切であると考えた．

医師の法的責任

医師には刑事責任，行政責任，民事責任という三つの法的責任が存在する．

(1) 刑事責任

医療事故などに対する刑事告訴の立件数は年間80件程度である．医師に最も危惧されている刑事責任は，おそらく業務上過失致死傷罪であろう．産婦人科医が業務上過失致死の疑いで逮捕された2004年の福島県立大野病院事件は未だ多くの医師の記憶に新しい．しかし，医師に課される刑事責任は他にもある．例えば医師法第21条の異状死体届出義務のように，医師法や医事法は違反に対して刑事罰を設けている．また，秘密漏示罪や虚偽診断書作成罪などもある．

(2) 行政責任

医師法第7条第2項により，「医師としての品位に損するような行為があった場合」に行政処分が課される．実際には，罰金以上の刑事処罰が科された場合や診療報酬の不正請求等により保険医登録を取り消された場合についてのみ追随的に行政処分がなされている．行政処分には，①取り消し，②3年以内の医業停止，および③戒告の三種類あるが，医道審議会医道分科会では，処分内容については，社会情勢や通念等の変化に応じて適宜見直しを図っていくものとしている[9]．医師の行政処分数は年間60件程度であるが，過半数が強制わいせつ・強姦であるなど，直接医療とは関係ない理由が多い．

(3) 民事責任

欧米ほどではないが，我が国の医師にとっても最も身近に感じられるのは民事訴訟であろう．全国の医療過誤訴訟件数は2004年の1,110件をピークにいったんは減少傾向にあったものの，最近はまた増加傾向にあり，2014年には877件あった．但し，医療過誤訴訟の請求認容率，つまり原告側の勝率は20％程度であり，一般的な民事裁判での認容率が80％程度であることと比べると著明に低い（Box 1）．

以下に，医療過誤訴訟の仕組みについて簡単に説明する．

医療過誤訴訟の仕組み

医療過誤訴訟の根拠となる法律は二つある．すなわち，民法415条の債務不履行と民法709条の不法行為である．

(1) 債務不履行

患者が診療を申し込み，病院が応諾したら診療契約が成立する．その瞬間，病院は「善管注意義務」を負うことになる．これは，病院が持てる力すべてを発揮して診療に当たらなくてはならないとするものである．民法644条には「受任者は，委任の本旨に従い，善良な管理者の注意をもって，委任事務を処理する義務を負う」とあるからである．

もし病院がこの義務を怠ると，債務不履行，つ

まり契約違反となり，民事責任が発生する．民法415条は「債務者がその債務の本旨に従った履行をしないときは，債権者は，これによって生じた損害の賠償を請求することができる」と定めている．但し，債務不履行を根拠に医療過誤訴訟を起こす場合，当該事象の発生から10年という時効がある．

債務不履行を成立させるためには，①債務不履行の事実，②債務者の帰責性，③因果関係，そして④損害の存在を証明する必要がある．この①と②を合わせて「善管注意義務違反」と呼ぶが，その判断の基準となるのが後述する「医療水準」である．この「善管注意義務違反」と「因果関係」は裁判において争点となりやすい．

（2）不法行為

通常，診療契約は患者と病院との間に結ばれるため，債務不履行の対象は病院である．そのため，患者が何らかの理由で医療従事者個人を訴えたい場合は，不法行為が用いられる．ただし，医療従事者には賠償能力がないこともある．その場合は，民法715条を用いて当該医療従事者の雇用主である病院も一緒に訴えることができる．なお，不法行為の時効は損害を知ったときから3年と短い．

不法行為では，診療契約の有無は問題とならない．民法709条には「故意または過失によって他人の権利又は法律上保護される利益を侵害したものは，これによって生じた損害を賠償する責任を負う」とある．つまり，不法行為を証明するためには，①故意または過失，②権利の侵害，③因果関係，および④損害という四つの要件を満たす必要がある．特に問題となるのが「過失」と「因果関係」の二つである．

「過失」を証明するためには，①結果予見可能性（結果を予見できたはず），②結果予見義務違反（結果を予見すべきであったが，これを怠った），③結果回避可能性（結果を回避できたはず），④結果回避義務違反（結果を回避すべきであったが，これを怠った）を満たす必要がある．言い換えると，「過失」とは「結果予見可能性を前提とした結果回避義務違反」である[10]．

例えば，ペニシリンにアナフィラキシー歴のある患者がいたとする．この患者にペニシリンを投与したらアナフィラキシー（結果）を起こすことが予見できる．この患者の病歴を把握し，ペニシリン系以外の抗菌薬を用いればアナフィラキシーを防ぐ（回避）ことができる．それにも関わらず病歴の聴取を怠り，その患者にペニシリンを投

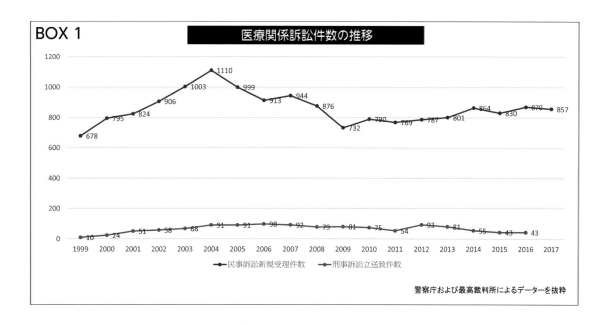

BOX 1　医療関係訴訟件数の推移

警察庁および最高裁判所によるデーターを抜粋

与してしまい，アナフィラキシーで亡くなったとしたら，これは「過失」に当たる．

ただ，実際の臨床現場ではこれほど白黒のはっきりしない場合が多い．結果予見可能性が果たして妥当なのか，本当に回避可能であったのか．その判断の基準となるのが債務不履行でも触れた「医療水準」である．

（3）医療水準

債務不履行および不法行為を証明する際に鍵となるのが「医療水準」である．「医療水準」とは，長年の裁判を通じて形成された概念で，「診療当時のいわゆる臨床医学の実践における医療水準」と定義されている．簡単に言うと，当該医療機関の性格や所在地域などを考慮した上での標準的な医療である．つまり，都会の大学病院のような医療機関なら，ある程度高度な医療も期待されるが，地方の診療所にも同じような医療水準を期待するのは理不尽であるという考え方である．

なお，刑事訴訟における「医療水準」については，福島県立大野病院事件において，裁判所が「当該診療科の臨床医のほとんどのものがその基準に従っていると言える程度の，一般性あるいは通用性を具備していなければならない」と判示している．

（4）因果関係

医療過誤訴訟では「善管注意義務違反」や「過失」の存在を証明するだけでは足りない．債務不履行では「善管注意義務違反」と「損害」，不法行為では「過失」と「損害」との間の「因果関係」を証明する必要がある．つまり，それぞれ問題とされている行為が「損害」の原因でないといけないのである．

ところが，これも難しい判断である．なぜなら，因果の連鎖は果てしなく続くからである．例えば，発車間際の電車に駆け込み乗車しようとする男性を，駅員が助けたとする．その際，男性が持っていた火薬の入った小包を落とした為，大爆発が起こった．その衝撃によって，離れたところにあった大きな計りが倒れ，下敷きになった女性が怪我をした．この場合，男性を押した駅員は，果たして怪我をした女性に対して損害賠償の義務を負うのだろうか．一昔前の米国で実際にあった裁判である[11]．

日本では，「因果関係」とは「社会通念上，その行為から結果が発生することが相当であると認められる関係」とされている．この相当性の有無は，その時点で存在した様々な事情を総合的にみて判断される．ところが，医療においては「因果関係」を証明するのは極めて難しい．もともと人間の死亡率は100％である一方，未だ科学的に分からないことも多いからである．

しかし，これでは原告である患者に勝ち目がなくなってしまう．そこで，最高裁判所は，「因果関係」の立証とは「一点の疑義も許されない自然科学的証明ではなく，経験則に照らして全証拠を総合検討し，特定の事実が特定の結果発生を将来した関係を是認しうる高度の蓋然性を立証することであり，その判定は通常人が疑いを挟まない程度に真実性の確信を持ちうるものであることを必要とし，かつ，それで足りる」と判示した．この「高度の蓋然性」とは，普通の人が十中八九「因果関係がある」と思えるようなものであれば良いのである[12]．

因果関係については，被害者救済を優先するような概念が複数ある．例えば，もともと患者の予後が悪かった場合でも，仮定的因果関係という概念では，当該医療行為が行われていなければ「少なくとも同日時点では死亡しなかったはずだ」と言えれば因果関係は存在するとされる．

「相当程度の可能性の理論」というものもある．この理論では，債務不履行や過失が重大で，かつ損害が死亡またはそれに準ずるものである場合は，因果関係が証明できなくても，その可能性だけで良いとする．一方，「期待権」という概念では，当該医療行為と，「患者として適切な治療を受ける期待が損なわれた」こととの間に因果関係があれば，一定の損害賠償を認めるとしている．これらは，医療従事者にとっては理不尽にも思えるかもしれないが，「善管注意義務違反」や「過失」はあったのだから，何とか被害者を救済しようという裁判所の考え方が表れている．

(5) 当事者主義

ここまで，医療過誤訴訟の要件について説明してきたが，これらを証明するのは当事者の権利であり，義務である．つまり，民事裁判では，当事者が自らに有利な事実の存在を主張し，それを裏付ける証拠を提出する必要がある．これを「立証責任」という．ただし，どちらの事実や証拠を重視するかという事実認定は裁判所に任されており，「自由心証主義」と呼ばれている．鑑定人など医療の専門家が事実認定について大きな役割を果たす米国の裁判とは対象的であるが，最近は日本でも専門医制度の導入など，医療の専門家の意見を取り入れやすくしている．

誤診と医療過誤訴訟との関係

米国では医療過誤訴訟の原因として最も多いのは誤診であることは前述の通りであるが，我が国でも同様のことが言えるかもしれない．誤診のために本来なされるべきであった治療がなされなかった場合，これを不作為（nonfeasance）と呼ぶ．大磯義一郎等によると，医療事故訴訟における請求原因の84.3％が不作為であった[13]．手術ミスのように，問題となる行為（malfeasanceやmisfeasance）があった場合は「債務不履行」や「過失」，「因果関係」の有無が証明しやすいため，示談になりやすい．しかし，不作為の場合は証明することが難しいため，逆に裁判まで到達することが多いようである．

ここで，冒頭の症例を振り返ってみる．この症例は，都内の大学病院を相手とした実際の訴訟に基づく[14]．この訴訟で裁判所は，被告医師が血圧測定を怠ったことと，腹部の診察が不十分であったこと（直腸指診や，McBurney点やLanz点の圧痛を確認しなかった）を理由に，過失を認めた．特に「直腸指診については，臨床上きわめて基礎的な検査であり，アメリカにおいては内科，外科のあらゆる患者に必ず行われていること」と基礎的な検査の重要性を判示したことは興味深い．ちなみに，被告医師はそれらの診察を行ったと主張したが，診療録記載がなかったため，その主張を立証できなかったのである．

また，心筋梗塞を見逃したために訴訟となった大阪での症例もある[15]．この症例では，急性発症の上腹部痛を訴えて救急外来受診した30代男性について，当直していた被告医師は，肝臓疾患または精神疾患を疑い入院させた．翌日急変して死亡するまで，心筋梗塞は疑わなかった．ここでは，初診の時点で心筋梗塞を疑うべきであったか否かが問題となったが，その判断にあたって裁判所は肺胞音であるラッセル音（いわゆる「ラ音」）の聴取に重きを置いた点が興味深い．

さらに，古い裁判ではあるが，東大病院輸血梅毒事件というものもある[16]．これは，東京大学医学部附属病院で手術を受けた女性が，輸血を介して梅毒に感染してしまったという症例である．当時は売血制度があり，給血者が梅毒に感染していたのである．問題となったのは，給血者から採血する際に医師が行った問診である．単に「身体は丈夫か」と尋ねただけでは不十分であるとされたのである．最高裁判所は，「医師が直接診察を受ける者の身体自体から知覚し得る以外の症状その他判断の資料となるべき事項は，その正確性からいって，血清反応検査，視診，触診，聴診等に対し従属的であるにもせよ，問診によるより外ない場合もある」と説明した．さらに，最高裁判所は医師の間での慣行は，注意義務違反の有無を判定する際の参考にはなっても，決定的ではなく，それを決めるのは法的判断であると判示した．つまり，医療現場の慣行がどうであれ，裁判所は医療における問診の意義は大きいと考えているのである．

これらの症例と対照的なのが，杏林大学病院割箸看過事件である[17]．この症例では，大学病院の救急医療センターで耳鼻咽喉科の当直医が当時4歳であった男児の頭蓋内に残存していた7.5cmの割箸の断端を見逃したため，男児は死亡した．原告はCTやMRIなどの画像検査をすべきであったと主張したが，被告医師が十分な問診や診察を行っており，頭蓋内損傷の可能性を疑うことは相当困難であったとして過失を否定した．なお，こ

の症例では，複数の医師が関与していたが，死後に行われた頭部CTも含めて，剖検するまで誰も割箸の存在に気づくことができなかった．裁判所は「医療行為は不確実性が高いという特質を有しており，結果の重大さを根拠に医療水準を超えた医療を事後的に要求するのは妥当ではない」とまで述べた．

誤診による医療過誤訴訟においては，基本的な問診や診察に重きが置かれていることが上記から伺える．これは医療従事者にとっては極めて重大な点である．近年，我が国ではホスピタリストのような総合診療医の台頭と共に，最初から高度な検査に頼るのではなく，まず適切な問診や診察を行うことの重要性が再認識されつつある．意図せずとはいえ，裁判所と総合診療医の考え方が結果的に一致するのというのは注目に値する．

医療過誤訴訟を回避するために

医師なら誰でも一度は誤診を経験する．しかし，一度も医療過誤訴訟を経験しないことは可能である．その対策として以下の三つを提案する．

（1）診療録記載を徹底すること．救急外来などにおいて，特に患者が重症である場合は人的にも時間的にも制約があり，簡単なことではない．しかし，患者が重症であればあるほど診療録記載は重要になってくる．上記の症例でも，被告医師が問診や診察をしなかったと裁判所が判断したひとつの理由は，診療録に記載がなく，それらがなされたという証拠がなかったからである．

（2）医療において何らかの科学的根拠は必要である．医療過誤訴訟においては「医療水準」に基づいた診療が求められる．この「医療水準」がどの程度の医療なのかを判断するのは裁判所であるが，裁判所に判断材料を提供するのは当事者である医師である．裁判官は極めて論理的な思考をするため，医師の診療には必ず科学的根拠が必要である．その施設の慣例に基づいて行っているだけでは裁判所は認めてくれない．最近はEvidence-based medicine (EBM)も定着しつつあるが，科学的根拠は必ずしも論文である必要はない．診療ガイドラインや，専門家の意見，緻密に組み立てたロジックであっても良い．要は，医療の外の人間からみても「分かりやすい」医療でなくてはならないのである．

（3）積極的にコメディカルとの連携を利用する．医師は毎日莫大な数の検査をオーダーしており，それらが医学的判断の70％に影響を与えている[18]．しかし，医学の発展に伴い，オーダーできる検査は増えるばかりでなく，複雑にもなっている．どの検査をオーダーしてよいか困惑している医師は多いが，検査科に相談しようという医師は少ない[19]．検査や画像所見の誤った使い方，見落としや，解釈の誤りなどは誤診の原因となりうる．ありとあらゆる検査が存在する状況で，何をどのように使い，どう解釈するのかを検査科と相談しながら考える．それだけでも，きっと誤診は減るだろう．

最後に

誤診という言葉一つをとっても，医療の世界と一般社会，医学と法学の間には考え方の違いが存在する．しかし，溝は埋まりつつある．前述の杏林大学割箸看過事件において，東京高等裁判所は医療の限界を理解し，適切な問診や診察を行っていれば，必ずしも高度な検査は必要ないと判示している．忘れてはならないのは，この裁判の判決が出るまでは実に9年を要している点である．現在の医療は，先人の医療従事者，法律家，そして何よりも犠牲になった患者の上に成り立っている．我々は，このことを深く理解し，真摯に受け止め，これからも丁寧な診療を心がけなくてはならない．

Reference

1) Graber ML, Franklin N, Gordon R. Diagnostic error in internal medicine. Arch Intern Med. 20015 ; 165 (13) : 1493-9.

2) Saber Tehrani AS, Lee H, Mathews SC et al. 25-Year summary of US malpractice claims for diagnostic errors 1986-2010: an analysis from the National Practitioner Data Bank. BMJ Qual Saf. 2013 ; 22 (8) : 672-80.

3) 沖中重雄. 私の履歴書. 10. 臨床教育を強化－あえて誤診率を発表. 公益財団法人沖中記念成人病研究所. https://okiken.tokyo/history/book1/index10.php.（参照2018年8月21日）

4) Graber ML. The incidence of diagnostic error in medicine. BMJ Qual Saf 2013 ; 22 : ii21-ii27.

5) 福本良之.「誤診」と「過失」から見た医療訴訟と萎縮医療. 法制論叢. 2012-2013, vol.49, no.2, p.100-113, doi= https://doi.org/10.20816/jalps.49.2_100.

6) World Health Organization. Diagnostic error: Technical series on safer primary care. 2016. http://apps.who.int/iris/bitstream/handle/10665/252410/9789241511636-eng.pdf.

7) McGlynn EA, McDonald KM, Cassel CK. Measurement is essential for improving diagnosis and reducing diagnostic error – a report from the Institute of Medicine. JAMA. 2015 ; 314 (23) : 2501-2.

8) 相馬孝博. 見落とし・遅れ・誤診－診断関連エラーという未開拓地. 病院. 2018 ; 77 (2) : 142-146.

9) 厚生労働省. 医道審議会医道分科会. 医師および歯科医師に対する行政処分の考え方について. 平成29年9月21日改正. https://www.mhlw.go.jp/file/05-Shingikai-10803000-Iseikyoku-Ijika/0000178508.pdf（参照2018-08-20）.

10) 大磯義一郎, 大滝恭弘, 山田奈美恵. 医療法学入門. 第2版. 医学書院. 145p.2017.

11) Palsgraf v. Long Island R.R.Co., 162 N.E. 99, 103 (N.Y. 1928).

12) 大磯義一郎, 大滝恭弘, 山田奈美恵. 医療法学入門. 第2版. 医学書院. 159p.2017.

13) 大磯義一郎, 大滝恭弘, 山田奈美恵. 医療法学入門. 第2版. 医学書院. 171p.2017.

14) 東京地判 平成7年3月23日. 判時1556号. 99頁.

15) 菊池馨実. 心筋梗塞を肝臓疾患と誤ったことによる債務不履行の認定. 別冊ジュリスト, 医療過誤判例百選. 1998;32(5):34-5.

16) 樋口範雄. 続・医療と法を考える－終末期医療ガイドライン. 有斐閣. 165p .2008.

17) 大塚裕史. 杏林大学病院割箸看過事件. 別冊ジュリスト, 医事法判例百選. 2014;50(1);126-7.

18) Beigel D. A celebration of laboratory medicine. COLA. 2012. http://www.cola.org/a-celebration-of-laboratory-medicine/（参照2018-08-26）.

19) Rollins G. The path to better test utilization. Clinical Laboratory News. 2012. https://www.aacc.org/publications/cln/articles/2012/september/test-utilization（参照2018-08-26）.

IT 技術の利活用による診断エラーに対する世界的な取り組み
Reducing diagnostic error through IOT : Global Review

佐藤 寿彦 [1) 2)], 宮原 雅人 [3)]
Hisahiko Sato MD MBA MSc Ph.D, Miyahara Masahito MD Ph.D

1) 株式会社プレシジョン　代表取締役
2) 東京女子医大　総合診療科
3) 株式会社プレシジョン　取締役

〒 113-0033 東京都文京区本郷5丁目16－4
E-mail : hsato@premedi.co.jp

提言
- 医療エラーの一部である診断エラーはその曖昧さと複雑さ故に対応はまだ始まったばかりである．
- 総合的に成功している例はまだない．我々が世界で最初の成功例になりたいと考えている．

要旨
　医療エラーの一部として，診断エラーがあるが，診断エラーはその定義の曖昧さと複雑さから長年無視をされてきていた．しかし，2000年頃から少しずつ世界中で診断エラーに対する試みが始まりつつある．

　診断エラーに有効な方法はいくつかあるが，医療従事者に負荷を強いるものが多い．そのうち，ITシステムの発展は，負荷を軽減しつつ，エラーを減らすという事が実現可能なポテンシャルがある．

　診断エラーの原因を評価すると，病歴聴取，身体診察の評価，検査のオーダーの3つが最も大きな原因であることがわかる．

　著者らはこの医療エラーの問題を解決する手段をいろいろと確かめたいと考えて，会社を立ち上げ，現在で3年経過したところである．現在，様々な人の手助け・指導を受けて，完成させており，世の中に貢献できるチャンスをいただけると考えている．

Keywords
Clinical decision support, 医療エラー, 診断エラー

医療エラー

1999年, the Institute of Medicine (IOM) が, "To error is human" というレポートを作成し, 人はミスをするものであると述べ, したがって, 医療従事者もミスをしており, それをどうにかして改善をしなくてはいけないとの教訓を述べた[1].

次いで, 2003年にはNEJMに, Harvardによるマサチューセッツ州の大規模なカルテ調査の結果が報告され[2], 医療の質の指標（Quality Indicator）に沿った行為が行われているとのカルテの記載が, 約5割〜8割に留まることがわかった. つまり, 医療エラーは思ったよりも多かったのである.

その後, 2016年には, BMJに医療エラーが悪性腫瘍, 心血管疾患に次ぐ3番目の死亡原因で, 約10%の死亡原因が医療エラーであるとの推察も発表され, 多くの人が知ることとなった[3]. （注: ただし, 医療エラーによる死亡は2.5%程度との続報もあり, さすがに上記の報告ほど多くない可能性も示唆されている）[4]. この問題と同時期に, 米国では, オバマケアの潮流がおき, 保険システムの変更とともに, 医療情報を用いて医療のエラーを減らす試みが急速に進められており, 一定の成果を出しつつある. しかしながら, 医療エラーはまだ少なからず残存しており, 総合的に改善するものはまだ存在しない.

診断と診断エラー

診断は, 言うまでもなく診療行為の中でキーとなる行為である. そして, 診断エラーは医療エラーの半数を占めるとされ, また, 米国では最も頻度の高い訴訟の原因である[5][6].

しかしながら, 診断エラーという言葉の曖昧性と複雑性により, IOMの報告に端を発する上記の医療エラーの潮流の中では, 診断エラーはほとんど無視をされ, あまり触れられてこなかった. つまり, 医療エラーは, まず, 診断エラーの部分はとりあえず目をつぶり, 診断された治療がきちんとチェックリスト通りに行われているのかの見える化と, 病院の仕組みの改善を先行させたのである.

その後, ついに診断エラーの問題を扱う潮流が米国では高まり, 2001年のIOMレポートのフォローアップとして, 2015年にimproving diagnosis in health care というレポートが発表されている[7]. 同時に, 診断エラーに関する研究も少しずつ増えている[8].（Box 1）. しかしながら, 2019年現在, 現状の解決手段は, どれも非常に限定的な内容であり, 全体として問題を解決する試みは, まだ, 道半ばであると言えよう.

診断エラーに対する対策とITの利活用

診断エラーに対する対策としてはわかりやすくBMJの論文にまとめられている（Box 2）[9].

全部で8つの方法が記載されており, それぞれ, 1.診断の論理思考を改善すること, 2.診断に対する症例のフィードバックする仕組み, 3.診断戦略の最適化, 4.診断に役立つテストへのアクセスの改善, 5.誤診等やニアミス例をシェアする仕組み, 6.IT技術の利活用（医療従事者間遠隔コンサルティング, 診療支援システム）, 7.患者の診断プロセスへの参加, 8.診断に関する政府等のサポートの構築が挙げられている.

しかしながら, 「6.IT技術の利活用」を除いては, 教育を介するか, どれも医師および医療従事者の仕事の量を増やす内容である. したがって,「IT技術の利活用」以外の方法では劇的な改善は見込みづらい. 一方, IT技術による診断エラーに対する開発も, まだ道半ばであり, しばらくは, 診断エラーに対する対策は現場の自助努力

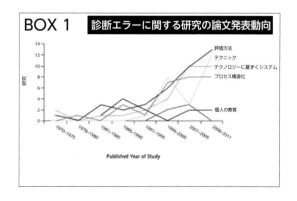

BOX 1　診断エラーに関する研究の論文発表動向

にかかってしまうとかんがえられる．海外では診断エラーの学会が立ち上がり，日本でも，綿貫聡先生，徳田安春先生をはじめとする診断エラーに関するグループが立ち上がり，勉強会を開催するなど啓蒙が進んでいる．他，SMAP法等，学生の教育方法による改善も継続的な改善が進められている[10]．

また，正しい診断を診療報酬等の仕組み上で補佐することも今後大事になると考えられる．丁寧に問診をとり正しい診断をする努力をもしても報酬が変わらないのも理不尽な話ではあろう．ヘルスケアのビジネスモデルは，pay for fee から pay for performance(DPC等)へと少しずつ移行しつつあり，診断の精度もその中に取り込まれていくと考えられる．

診断エラーの原因

診断エラーの原因は様々存在する．その説明のために，診断エラーの原因を調査した論文の一つである2014年のBMJの論文を紹介したい[11]．

その論文では，約10万患者分の管理をしている病院群において，1年分の電子カルテの調査を行い，想定外の入院や外来訪問が発生した症例を主に対象として，その中での診断エラーの確率を探している．結果として，それらの抜き出した症例の約1/5程度の症例（190症例）で診断エラーが見つかっている．また，その原因は，約8割程度のケースで患者・医療従事者間のやりとりであった．（Box 3）さらにそのエラーとなったやりとりの内訳は，病歴，身体診察，検査オーダーの3つがそれぞれほとんど同等の比率であった．

つまり，診断エラーの対策には，患者と医師の病歴聴取，身体診察の記載，検査オーダーの流れを補助する仕組みを作成することが必要であることが論理的に導きだされる．

現状のシステム

実は，診断エラーの問題を解決する方法は古くから研究が進められていた．診断を行うプロセスは，1:情報収集，2:鑑別疾患のリストアップ，3:検査オーダー，4:解釈プロセスの4つのプロセスがある[12]（Box 4）が，古くから開発が進んでいるのは，2番目の鑑別疾患のリストアップに対してである．他，問診入力などの情報収集の仕組みの開発も進みつつある．また，診断のプロセスを総合的に手助けするツールとしてUpToDateなどの診療支援システムが存在する．ある日本の研究では，UpToDateを読みながら診療をすることで診断エラーが24%から2%に減ったと報告され，教科書的なことをきちんとやることの難しさと大切さが改めて認識されている[13]．

次にそれぞれいくつかの商品について個人的な所感を記載させていただいたのでご確認いただきたい．

■ Isabel

創業関係者の娘（Isabel）が壊死性筋膜炎の診断が遅れたことを反省して製作が始められた，第二世代の鑑別疾患の生成装置である．自然言語処理を基に作成されてある．実際のケースで確かめたところ，最終診断がTOP 10〜15程度の鑑別疾患に入る確率は96%程度であった[14]．　株式

BOX 2　世界中から診断エラーを減らす可能性のある試み

- 診断の論理思考を改善する
- 診断に対する症例のフィードバックする仕組み
- 診断に関する政府等のサポートの構築
- 診断戦略の最適化
- 患者の診断プロセスへの参加
- 診断に役立つテストへのアクセスの改善
- IT技術の利活用（医療従事者間遠隔コンサルティング，診療支援システム）
- 誤診等やニアミス例をシェアする仕組み

会社メドレーがこちらを参考に同様のサイトの作成を試みていて，"医師たちとつくるオンライン医療事典"というウェブサイト[15]にベータ版を公開している．(https://medley.life/)

■DXplain

MGHにより作成される鑑別疾患の生成装置である．Isabelと同程度の精度があることが確かめられている[16]．

■VisualDx

皮膚科医のArt Papier先生によって作成された診断支援ツールである．DermExpertでは，写真を撮ることで診断支援を行うツールとなっている[17]．

■新病名思い出しツール

鳥越恵治郎先生（鳥越医院）個人が，継続的に症例報告などから集めて作成しているデータベースである．筆者は，個人的に鳥越先生とは面識があり，以前鳥越医院を訪問させていただいた折に，そのデータやそのデータ入力を拝見させていただいたことがある．一個人の努力でデータベースが継続されている現場を拝見して，非常に感銘を受けた[18]．

■症例君・自治医大診断困難症例サーチ

症例君は，内科学会の過去の地方会症例約6万症例を検索する検索エンジンである．

また，その一部の症例からknowledge graphを作成し，検索できるようにしたのが「自治医大診断困難症例サーチ」である．2020年にリリース予定で，自治医科大学のAMEDの研究でその基本部分が作られ，その後，自治医大と著者らの会社との共同研究で機能追加をしている．

■IBM Watson

世界的に，大々的な投資を行い，開発を進めている診療支援システムである．我が国での導入は，精神科領域，血液内科等の一部にとどまり，まだあまり進んでいないが，韓国を含む他の国での成功事例は蓄積しつつあると聞いている．

■Google

実は，臨床現場でgoogleを使う医師は非常に多い．検索単語をきちんと選択すると診断をかなり助けてくれることは知られている．検索エンジンを進化させる仕組みとしてknowledge graphを設定し，構造化を試みているが，医療分野に特化しているわけではない[19]．

BOX 3	190症例の診断エラーの原因の内訳

- 患者・医療従事者間のやりとり　78.9%
  （病歴　56.3%　身体診察　47.4%　検査オーダーの実施　57.4%）
- 専門医紹介　19.5%
- 患者因子　16.3%
- 検査情報等の情報のトラッキング・フォローアップ等の状況　14.7%
- 検査の解釈　13.7%

BOX 4	診断のプロセスと，それをサポートする代表的なツール
診断プロセス	各診断プロセスをサポートするツール
1.情報収集 ↓ ▼トリアージ・他の専門家に相談 ↓	1:iPad等による問診票入力，電子カルテの連携，スマートテンプレート ▼遠隔医療従事者間コンサルト医療
2.大事な特徴的の抽出，鑑別疾患の作成・各鑑別疾患吟味 ↓ 3.検査オーダー ↓	2:臨床ルール，機械学習，鑑別疾患の作成に関しては，Isabel，DXplain等が知られている．
4.検査結果の解釈　→　必要に応じて1に戻る ↓ 5.確定診断 ↓ 6.治療等疾患管理　→　治療への反応により必要に応じて1に戻る	4:診断チェックリスト作成，診療支援システム，info button，フィードバックシステム

■UpToDate

　臨床現場のEBM toolとして不動の地位を築いている電子教科書である．販売元である，Walter KluwersはUpToDateをEvidence Based Clinical Decision Support System at point of careとして売り出している．筆者の実感では，こちらを読みながら診断をすると，誤診のリスクはかなり少なくなると考えている．実際そのようなことを実証した論文も発表されている．ただし英語で長い文章であり，使いこなせている人は残念ながら少ない．

■Dynamed

　Evidenceの情報収集がされている電子データベースである．UpToDateよりナラティブな記載が少なく，ユーザーに専門知識を求めるが，より構造化された文章で記載され，EBMの体系に則っているものだと考えている．

■今日の診療

　医学書院による我が国で最も歴史のある総合的な電子教科書である．50年以上の歴史が有り，日野原重明先生がその立ち上げに関わったと聞いている．現在，DVDで配られ，また一部にてonline版の販売がされている．「今日の治療指針」，「今日の診断指針」，など我が国のベストセラー書籍を集めた診療データベースである．日野原先生は既に亡くなられてしまったが，以前，筆者はどうしても先生にお会いしたいと考えて誕生会に参加させていただいたことがある．

■今日の臨床サポート

　筆者がエルゼビアジャパン株式会社時代に責任者・初代編集長として，ゼロから作り上げた電子教科書である．現在は，二代目の編集長のもと，発展を続けている．1,000疾患，300症状所見，薬剤情報，診療報酬の情報が記載される教科書で，エビデンスまでのリンクを記載した．総合編集委員は6名，監修は約70名，著者約1,300名である．

■Current Decision Support

　著者らの会社による我が国初の本格的診療支援システムである．今日の疾患辞典（約3,000疾患の疾患辞書）と，今日の診断辞典（700の症状所見の診断アプローチ）の記載がされ，電子問診票との連携がされている．総合編集委員は16名，監修は約50名，著者は2,000名程度である．「今日の臨床サポート」と比較して，より臨床現場で使うことを意識して継続的に作成している．

■電子問診票・WEB問診票

　問診表入力をサポートするツールである．海外でも，自動問診票，チャットボットなど様々な試みで情報を集める仕組みが行われている．有名なものとして，Babylon, YourMD等が知られている．我が国でも，いくつかの製品が出ている．診療時間の短縮に役立つとのデータもある．

■診療支援システム

　我が国では，まだ聞き慣れない言葉である，診療支援システム(Clinical Decision Support System:CDSS)について，説明をさせていただきたい．

　診療支援システムとは，医療エラー・診断エラーの問題に，仕組みとして対応する方法である．診療支援システムはその曖昧な言葉から，あらゆるツールに対しても使われているが，従来の紙の教科書による医療従事者間の医療情報の共有を，電子化し，自動化し，複雑な式を用いるものと捉えられ，それにより診療の質を上げる試みである．（Box 6）

　海外のマーケット分析では，世界では940億円(856 million dollar)を超えるビジネスであり，約20%/年のペースで成長中である．海外では，医療出版社と電子カルテ会社・医師が起業した会社などがメインプレーヤーとなっている．

まとめ―我々の試み

上述したように，診断エラーの流れは，医療エラーの半分程度を占めるものではあるが，曖昧さと複雑さにより，未だ解決方法の探索に時間がかかりそうである．解決方法の一つとして，ITシステムの開発が存在し，将来的にはこの方法が一番費用対効果が優れるものになると考えられる．

また，診断のプロセスをひもとくと，情報収集，鑑別疾患のリストアップ，検査オーダー，解釈プロセスがあり，診断エラーを減らす上において，UpToDateを読みながら臨床を行うことがかなり有効であることを考えると，診断エラーを減らすためのツールは，おそらく情報収集，分析ツール，電子教科書の3つが組み合わさった診療支援システムであることが想定される．

著者らは，この考えのもとに，2年前から製品の開発を進め，もう少ししたら製品が世に出せると考えている．この製品は，診断の全プロセスを手助けする仕組みで，現在2,000名の著名医師と一緒に作成を行っており，一部特許も取得している．製品名はCurrent Decision Support（略してCDS）となる予定で，我が国の最初の本格的CDSSとして成長をしていって欲しいと考えている．

Reference

1) Institute of Medicine (US) Committee on Quality of Health Care in America; Kohn LT, Corrigan JM, Donaldson MS, editors. To Err is Human: Building a Safer Health System. Washington (DC): National Academies Press (US); 2000.

2) McGlynn, EA, Asch SM, Adams J, et al. The quality of health care delivered to adults in the united states. N Engl J Med. 2003; 348:2635-2645

3) Makary MA. Medical error—the third leading cause of death in the US. BMJ. 2016; 353.

4) Sunshine, JE, Meo N ,Kassebaum,NK et al. Association of adverse effects of medical treatment with mortality in the United States ; a secondary analysis of the global burden of diseases, injuries, and risk factors study. JAMA Netw Open. 2019; 2(1):e187041.

5) Committee on Diagnostic Error in Health Care; Board on Health Care Services; Institute of Medicine; The National Academies of Sciences, Engineering, and Medicine; Balogh EP, Miller BT, Ball JR, editors. Washington (DC): National Academies Press (US); 2015 Dec 29.

BOX 6　新旧診断支援システムの比較

新しい方法	従来の方法
■ デジタル情報	■ 紙情報
■ 患者情報（2つ以上）をもとに個別の情報を提示	■ 患者情報を医師が選択して（主に予想診断）情報を探索
■ 自動入力	■ 式が単純で計算を自分でする
■ 場合により式が複雑であり自動で計算される．精度がよいがブラックボックスになるときもある	

6) Dhaliwal G, Shojania KG. The data of diagnostic error: big, large and small. BMJ Quality & Safety, March 2018
7) Editors: Erin P. Balogh, Bryan T. Miller, and John R. Ball. Authors: Committee on Diagnostic Error in Health Care; Board on Health Care Services; Institute of Medicine; The National Academies of Sciences, Engineering, and Medicine. Improving Diagnosis in Health Care, Washington (DC): National Academies Press (US); 2015 Dec 29.
8) McDonald KM, Matesic B, Contopoulos-Ioannidis DG,et al. Patient safety strategies targeted at diagnostic errors: a systematic review. Ann Intern Med. 2013;158(5_Part_2):381-389.
9) Singh H, Schiff GD, Graber ML, et al. The global burden of diagnostic errors in primary care. BMJ Qual Saf 2017;26:484–494.
10) https://bmcmededuc.biomedcentral.com/articles/10.1186/s12909-019-1670-3?fbclid=IwAR17l0OP_DGqwQUScCK17rCINDk-JmlsNotoJw5y3hi3rjrtzAvxSN7Mn1A
11) Singh H, Giardina TD, Meyer AN, et al. Types and origins of diagnostic errors in primary care settings. JAMA Intern Med. 2013 Mar 25;173(6):418-25.
12) El-Kareh R, Hasan O, Gordon D Schiff GD. Use of health information technology to reduce diagnostic errors. BMJ Quality & Safety 2013;22:ii40-ii51.
13) Taro Shimizuab, TakaakiNemoto, YasuharuTokud. Effectiveness of a clinical knowledge support system for reducing diagnostic errors in outpatient care in Japan: A retrospective study. International Journal of Medical Informatics. 2018;109: 1-4.
14) http://www.openclinical.org/aisp_isabel.html
15) https://tech.nikkeibp.co.jp/dm/article/FEATURE/20150506/417040/?ST=health&P=3
16) http://www.openclinical.org/aisp_dxplain.html
17) DermExpert
18) http://mith.akira.ne.jp/irom/diagnosis/sankou.jsp?params=
19) https://knowledgegraphsearch.com/search?term=%E8%82%BA%E7%82%8E&type=&language=jv

陰性感情との向き合い方
（ノンテクニカルスキル：メタ認知やマインドフルネスなども含む）
How to manage your negative emotions

鋪野 紀好
Kiyoshi Shikino, MD., Ph.D

千葉大学医学部附属病院 総合診療科
Chiba University Hospital, Department of General Medicine

〒260-8677 千葉県千葉市中央区亥鼻1-8-1
Eメール：kshikino@chiba-u.jp

提言
- 陰性感情は医療者の誰しもに生じる感情であるが，陰性感情は診断エラーの原因となる．
- 陰性感情を感じる患者をDifficult Patientといい，要因には患者要因，医師要因，状況要因がある．
- Difficult Patientへの対応には，陰性感情を感じる要因を客観的に分析することが重要である．
- 陰性感情を上手くマネジメントする方法に，メタ認知，マインドフルネス，アンガーマネジメントなどがあり，これらのスキルを獲得することで良質な患者中心の医療に繋がる．

要旨

　陰性感情は医療者の誰しもに生じる感情であるが，陰性感情を抱いたまま診療を行えば，冷静さを欠くことによる診断エラーの原因となる可能性がある．担当医に強い陰性感情を引き起こす患者をDifficult Patientと呼び，プライマリ・ケアセッティングの約15％を占めると言われる．医師が陰性感情を抱いた場合，分析的思考がシャットアウトされ，直感的思考に依存した診断推論に頼り，その結果診断エラーが惹起される恐れがある．また，陰性感情を上手くマネジメントする方法に，メタ認知，マインドフルネス，アンガーマネジメントなどがあり，これらのスキルを獲得すること陰性感情の軽減や医療者自身のバーンアウト回避や，患者アウトカムの向上に繋がる．

Highlight

How to manage your negative emotions

Every medical providers has negative emotions. However, medical practice combined with negative emotion can cause a risk of diagnostic error in medicine because of a lack of cool. A patient who brings a lot of negative emotions is called a Difficult Patient. Such patients are said to make up around 15% of primary care patients. When physicians have negative emotions toward their patients, there is a risk of analytic thinking shutting down. Instead of depending on diagnostic reasoning, they rely on intuitive thinking, and so diagnostic errors are provoked.

There are such methods as metacognition, mindfulness and anger management in order to control negative emotions properly. By mastering these skills, medical providers can decrease their negative emotions, avoid their own burn out, and also can succeed in improving patient outcomes.

Keywords：
アンガーマネジメント，Difficult patient，マインドフルネス，メタ認知
Anger management, Difficult patient, Metacognition, Mindfulness

1. はじめに

患者に対して意図せず沸き起こる医師の感情を「逆転移」という．逆転移には怒り，嫌悪，不安といった否定的な感情である「陰性感情」と，好意，依存，過度な信頼といった肯定的な感情である「陽性感情」がある．陰性感情は医療者の誰しもに生じる感情であるが，陰性感情を抱いたまま診療を行えば，患者とのラポール形成ができないだけでなく，冷静さを欠くことによる診断エラーの原因となる可能性がある．本章では陰性感情がもたらす問題，生じる要因と対処方法について述べる．陰性感情を抱く Difficult Patient の要因には患者要因，医師要因，状況要因があり，その要因分析を行うことが対処として有用である．また，陰性感情を上手くマネジメントする方法に，メタ認知，マインドフルネス，アンガーマネジメントなどがあり，これらのスキルを獲得することで良質な患者中心の医療に繋がる．

2. 陰性感情がもたらす問題

担当医に強い陰性感情を引き起こす患者を Difficult Patient と呼ぶ[1]．Difficult Patient への対応は臨床の現場に多くの問題をもたらし，本来の診療目的を阻害することが知られている[2]．Difficult Patient は，身体化症状を呈したり，過度な説明・検査・治療を担当医に要求したりすることにより，担当医に疲労・ストレス・燃え尽きを生じさせ，担当医の満足度を著しく低下させる[2]．一方，患者側においても，受診後の満足度が低いだけではなく，症状が悪化したと感じやすい．そして，医療機関への受診回数が増加する傾向があり[3]，頻回な受診により医療コストが増大するという負の循環を生じてしまう．また，このように，Difficult Patient は医師への影響のみならず，患者本人や医療経済にも大きな不利益を与える．

3. 診断エラーと陰性感情

Difficult Patient は誤診されやすく，特に複雑性が高い症例ほどその傾向が強くなることが報告されている[4]．診断のプロセスの一つに，直感的思考を用いる system 1 と分析的思考を用いる system 2 を組み合わせた dual process theory を用いる場合がある．陰性感情を抱いた場合，分析的思考がシャットアウトされ，直感的思考に依存した診断推論に頼ることになる．それ故に，診断エラーが惹起されることが予想される．

陰性感情による診断エラーとなった事例を紹介する．

症例：40 歳代男性（建設作業員）
主訴：左後頸部痛
現病歴：2 日前から左後頸部の持続的な痛みで夜も眠れなくなった．市販の鎮痛薬も無効であるため受診．
既往歴：高血圧，アルコール依存症．
身体所見：血圧 150/90mmHg，体温 36.0℃，頸部の圧痛や可動域制限なし．

担当医のプロファイル：
30 歳男性医師．夜間当直明けの初診外来．混雑しており，食事をする間もなく 14 時になってしまった．看護師から「待合で患者が怒っている」と報告．

状況：
診察室のドアが「ガタン」音を立てながら開けられる．患者は開口一番に，「一体いつまで待たせれば気がすむんだ！」「この病院はどうなってるんだ！」と怒鳴り込む．

対応：
担当医は突然怒鳴り込む患者に対し強い陰性感情を抱いてしまう．建設作業員の後頸部痛という点から直感的に頸椎症と判断し，頸椎レントゲンを撮影し鎮痛薬処方の上帰宅指示とした．

転機：
同日の夜間に，患者は心肺停止で救急搬送された．精査の結果，頸動脈解離によるくも膜下出血の診断となった．

事例を冷静に分析すれば,「夜も眠れない痛み」「市販の鎮痛薬も無効」「頸部の圧痛や可動域制限なし」という点は,頸椎症として合わない点であり,分析的思考ができれば,この診断エラーは回避できたかもしれない.このように,Difficult Patient と対峙し,陰性感情を抱いた場合,診断エラーの可能性が高くなることを認識しつつ,診療を行う必要がある.

4. 陰性感情を抱く要因分析と対応方法

Difficult Patient の要因には患者要因,医師要因,状況要因があり[3],決して患者だけの問題ではないことが強調されている.Difficult Patient への対応には,陰性感情を感じる要因を客観的に分析することが重要である[5].

以下に,Difficult Patient の要因(患者要因,医師要因,状況要因:Box 1)と対応方法について述べる[3,5,6].

1) 患者要因
a) 怒り

Difficult Patient と言えば,怒っている患者をまず思い浮かべるかもしれない.怒っている患者に対して医師は防衛的になりがちだが,良い対応を行うためには,防衛的にはならず,患者の感情変化を素早く察知し,怒りの原因を特定することが効果的である(Box 2).医療者に問題があればそれを認め謝罪すべきであるし,そうでない時も患者の状況や感情を理解し患者との協調を目指す.ただし,明らかに理不尽で暴力的な患者に対しては自分やスタッフを守ることを優先すべきであり,危険を感じた時などはその場から離れることも必要である.あらかじめ考えられる怒りの原因を予想することで,良好な患者―医師関係を構築できる.具体的には,長時間待っても診察の順番が回ってこない,病院スタッフとのコミュニケーションが良好でない,病気や費用に対する不満がある,医師が治療を押し付けると感じている(医師の説明に納得していない),医療サービスとは関係のない問題(仕事や家族関係の衝突など)により感情が不安定になっている,などが挙げられる.

b) 患者パーソナリティー

要求が強い,依存的である,大げさに振る舞うなどのパーソナリティーがある患者に対しては,

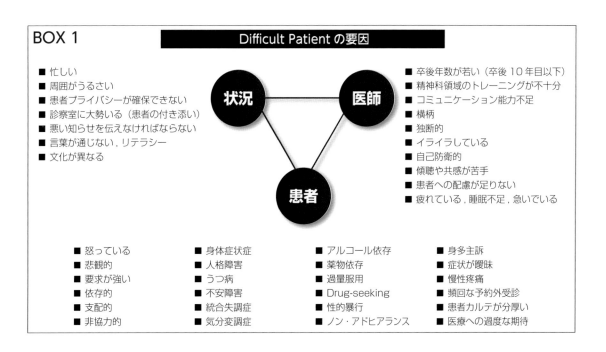

医療者自身が冷静さを保つことが重要である．患者が何を期待しているかを認識し，それが正当なものかどうか判断する．無理な要求に対しては，断固として"ノー"と言うことも肝心である．

c) ノン・アドヒアランス

検査や治療に対して非協力的なノン・アドヒアランス患者では，I Message（私メッセージ）を活用し，主語を「私」に置き換えて述べるのも効果的である（Glossary 1）．また，説明を行う時にあえて切迫感を出すことは，検査や治療の重要性を認識させる一助となる（Box 3）．

d) 身体症状症

身体症状症患者は，単に身体的異常や検査異常がないことの説明を受けたのみでは，ドクターショッピングを繰り返し，sick roleを強化してしまう恐れがある（Glossary 2）．症状に苦しんでいることに共感しつつ，疼痛閾値など神経化学的な説明を行ったり，BATHE Technique[7]（Glossary 3）を用いたりすることが効果的である（Box 4）．

e) 頻回受診

受診回数の上位3%の患者で医師の仕事の17%を作るという報告があるように[8]，頻回に受診する患者への対応にはエネルギーが費やされる．このような患者の中には，時に人格障害や虚偽性障害が潜んでおり，医師のみならず看護師や医療事務などの病院スタッフまで疲弊させる．医療チームで共通の認識をもって対応し，例えば，担当医や受診日を統一する，予約時間での受診を徹底させるなどのルールを設けるとよい．

2) 医師要因

a) 疲労

医師は，過度の仕事による疲労困憊，睡眠不足，多忙な状況に陥りがちである．このような場合，燃え尽きやフラストレーションが引き起こされ，誤診につながっていく可能性がある．十分な睡眠をとり，ゆとりを持って仕事を行うことはプロフェッショナルとして重要である．

b) パーソナリティー

横柄・独断的な医師は，個人的な信念や価値観を誇張・優先し，患者への正しい情報提示を十分に行わない恐れがある．このことが医療過誤など患者安全への危害につながっていくことを認識すべきである．

c) コミュニケーションスキルの不足

精神科診療やコミュニケーションに関するスキル不足している医師は，患者をDifficult Patientと認識しやすい．精神疾患の学習やコミュニケーション技法のスキルトレーニングを行い，自己研磨に努める必要がある．

BOX 2　怒っている患者への対応

推奨される対応	避けるべき対応
怒りに対する自らの反応を省察する（感情の認識）	怒りを無視する
深呼吸をする（一旦冷静になる）	なだめる
怒りの原因を突き止める	怒りでかえす
患者の感情を正当化し，理解したことを伝える（共感）	早まって患者の感情を正当化する
患者の怒りが妥当であれば，謝罪する	
改善策を提案する	
対応が困難であれば，一旦その場から離れる（PHSを鳴らす/鳴らしてもらう）	

BOX 3　ノン・アドヒアランス患者に対する対応

推奨される対応	避けるべき対応
I Message（私メッセージ）を活用する	コミュニケーション不足
切迫感を出す	アドヒアランスへの障害が予測できていない
患者の視点を理解する	患者を非難する
患者と医師の考え方に違いがあることを認識する	
アドヒアランスを妨げる因子を同定する	
患者-医師間で正確な情報伝達を行う（文章を用いた情報提供など）	
積極的に患者支援を行う（定期的な外来や電話によるフォロー）	

d) 診断スキルの不足

また病態を把握できない時に，医師は自身の診断能の低さに対する嫌悪感を無意識に患者に投影してしまい，患者が"difficult"である，と勘違いしてしまうことがある．その意味で診断能力を高めておくことは，Difficult Patient ではないにもかかわらず，"difficult"と感じてしまう患者を減らし，患者医師関係を良好に保つためにも極めて重要である．

3) 状況要因
a) 診察室が騒がしい

診察室に患者およびその関係者が多数いる場合，患者・医師関係の構築が難しくなることがある．周囲がうるさい，患者のプライバシーが確保できない等の状況でも同様である．付き添い人には診察室の外で待機してもらい，まず患者・医師関係を構築した後に，改めて付添人にも説明してもよい．

b) 悪い知らせ（Bad news telling）

"悪い知らせ"は，時に患者の将来への見通しを根底から否定的に変えてしまう．このような"悪い知らせ"を伝える時，患者が受けるストレスの強さと医師が受けるストレスの強さは相関することが知られている[9]．悪い知らせを予告し，段階的に示していくことで患者は心の準備ができるかもしれない．事実に基づかない楽観的憶測は決して提示すべきではないが，希望が持てる情報も含ませつつ，説明に十分な時間を取ることが必要である（Box 5）．

5. 陰性感情をコントロールするスキルを獲得するために

医師は様々な患者と接する中で Difficult Patient への対応を独学により習得していくが，Difficult Patient 対応経験は一様ではない．また，Difficult Patient への対応は，患者と医師が一対一である，周囲からの助けを求められない，などの難しい状況下で行われることが多いため，他者からのフィードバックを受ける機会が少ない．Difficult Patient への対応スキルを獲得するためには，日常的に Difficult Patient の要因・対応を考察し，数少ないフィードバックを活用するとよいと思われる．また，安全な状況下で事例を経験できるシミュレーション教育やワークショップなど，対処法を修得する機会の充実が求められている．陰性感情に対して，自己の感情を上手くコントロールするための方略を以下に紹介する．

1) メタ認知

メタ認知（metacognition）とは，結論や行動に影響を与えうる要因を含め，ヒトの思考過程や感情を検証するプロセスである．「認知を認知する」「thinking about thinking」とも言われ，自分自身

BOX 4　身体症状症患者に対する対応

推奨される対応	避けるべき対応
定期的な診察を組む	不要な検査・専門医への紹介を繰り返す（sick role 強化）
問題点を絞って話をする	「どこも悪くないので，病院に来る必要はない」と告げる
患者の機能に着目する（BATHE Technique）	症状のために苦しんでいることを理解しない
疼痛閾値など，神経化学的な説明を行う	
不要な検査や紹介を避け，sick role 強化を回避する	
患者の努力を支持し，日常生活でできることを増やす	

BOX 5　悪い知らせの対応

推奨される対応	避けるべき対応
予想される反応や質問を，頭の中でシミュレーションする	面談を急いで行う
自分の感情を整える	自分の話したいことだけ伝える
最適な環境作りをする（プライバシーの確保，コメディカルの同席）	患者の解釈モデルを聴取しない
患者に予告をすることで，心の準備をする時間を与える	ただ傍に座っていることで，その場をやり過ごそうと思う
十分な時間を取り，相手が理性面と感情面の両方で反応できるように待つ	
繰り返し説明をする	
希望が持てる情報を含ませる	

の行動や感情を，第三者的視点で俯瞰し，自身を認識することを指す．メタ認知は，思考に対する感情の影響を知ることで，診断エラーを減らす可能性があることが知られている．医師という専門職であっても，機嫌が良い時もあれば悪い時もある．疲労や睡眠，周囲のストレスによっても影響される．多忙により疲弊し精神身体的に憔悴している状態では，思考力の低下を引き起こし，診断エラーを惹起するリスクをはらむ．そのような状況でも，周囲からの異なるストレス因子，個人的な気分のサイクルや特定の患者の性質に自分がどのように反応する傾向がるかを振り返り予想することで，医師は診断プロセス中にストレスや感情を抱えた時には，誤った認知を抱えるリスクが高まることを認識できるようになる．

2) マインドフルネス

マインドフルネスとは，価値判断を伴わずに今，この瞬間に意識を集中している状態のことを指す．我々には，「瞑想から宗教的概念を除いたもの」という表現の方が馴染みやすいかもしれない．マインドフルネスの特徴は，困難な経験に対する反応性を下げる能力，不快な時でも身体が感じていることに気づき観察できる能力，自覚と注意を持って行動すること，ラベルや判断ではなく経験にフォーカスすることである[10]．アメリカ心理学会で発表されて以降，ストレスマネジメントスキルとして注目されている．マインドフルネス・ストレス低減プログラム（MRSR）など，マインドフルネスをトレーニングすることで，陰性感情の軽減やバーンアウトの低下につながることが報告されている[10]．マインドフルネスの具体的な方法については，成書を参照されたい．

3) アンガーマネジメント

アンガーマネジメントとは，1970年代に米国で開発された，怒りの感情に対して上手く付き合うためのマネジメント心理トレーニングのことである．

アンガーマネジメントの例を以下に挙げる．

・深呼吸をする：相手に対してイライラしているのであれば，深呼吸をして一旦冷静になるのも良い．

・6秒ルール：自分の怒りのピークは6秒以内とされており，その間に衝動的な行動は起こさず，じっと冷静になることが重要である．頭の中で，数字を1から6まで数えるのも良い．の他に，考えることをやめる，自分の心が落ち着くためのポジティブになるフレーズを唱えるのも良い．

・自分の目的を意識する：自分の役割や，なぜここにいるのかという目的を再度意識することも，冷静になるために効果的である．

・その場を離れる：どうしても駄目ならいったんその場を離れることが有効である．自分からはその場から離れ難い場合には，同僚からPHSなどにコールしてもらえる環境も重要である．

・己を知る：自分がどういった時に怒りを感じる傾向があるのかを知ることも重要である．怒りは自分の価値観や信条といったコアブリーフからズレが生じた場合に怒りを感じると言われている．怒りを感じた時の経験を記録するアンガーログも自分の傾向の振り返りに有用である．

6. 最後に

医師が陰性感情を抱いた場合，分析的思考がシャットアウトされ，直感的思考に依存した診断推論に頼り，その結果診断エラーが惹起される恐れがある．そのため，本章で取り上げた陰性感情を上手くマネジメントする方法を獲得し，医療者自身のバーンアウト回避や，患者アウトカムの向上につなげて頂きたい．

Glossary

1) I Message（私メッセージ）：患者を説得するときなどに，「私ならこの検査を必ず受けます」，「私は以前に同じような状況を経験したことがあります」など，主語を「私」に置き換えて述べる技法．

2) Sick Role（病者の役割）：病者の役割は4つの側面で捉えられる．
   1. 病者は種々の社会的責務を免除され，医師はそれらを保証し合法化する役割を果たす

2. 病者は病気や事故の置かれた立場に責任を持たず,他人の援助を受ける権利がある
3. 病者は早く回復しようと努力しなければならない
4. 病者は専門的援助を求め,医師に協力しなければならない
過剰な検査により患者は器質疾患存在を強く疑い,さらに検査を希望し,心因性疾患であるという説明にも抵抗を示すようになる.患者は"病者"として社会的責務から免除されるが,その条件となる病院通院を続ける.その結果として医師への依存性が強まり,自ら治ろうとする努力を放棄してしまう.このような sick role が強化された患者の症状は難治化する傾向がある.

3) BATHE Technique:患者に自ら語らせ,それを共感的態度で聞くことで,医療面接自体に患者を癒す効果が生まれる.これを短時間で実践する方法として,BAHTE Technique がある.以下に質問や発言の例を示す.

Background（背景）
「あなたの身の回りで何か変わったことはありましたか」
Affect（気持ち）
「そのことについてあなたはどう感じていますか」
Trouble（困っていること）
「こうした状況であなたは何に最も困っていますか」
Handle（対処）
「どうしたらあなたはそれに上手く対処できますか」
Empathy（共感）
「がんばりましたね」

Reference

1) Groves JE. Taking care of the hateful patient. N Engl J Med 1978; 298:883-7.
2) An PG, Rabatin JS, Manwell LB, et al. Burden of difficult encounters in primary care: data from the minimizing error, maximizing outcomes study. Arch Intern Med 2009; 169:410-4.
3) Haas LJ, Leiser JP, Magill MK, et al. Management of the difficult patient. Am Fam Physician 2005; 72:2063-8.
4) Schmidt HG, van Gog T, Ce Schuit S, et al. Do patients' disruptive behaviours influence the accuracy of a doctor's diagnosis? A randomised experiment. BMJ Qual Saf 2017;26:19-23.
5) Steinmetz D, Tabenkin H. The 'difficult patient' as perceived by family physicians. Fam Pract 2001; 18:495-500.
6) Smith RC, Lyles JS, Gardiner JC, et al. Primary care clinicians treat patients with medically unexplained symptoms: a randomized controlled trial. J Gen Intern Med 2006; 21:671-7.
7) McCulloch J, Ramesar S, Peterson H. Psychotherapy in primary care: the BATHE technique. Am Fam Physician 1998;57:2131-4.
8) Carney TA, Guy S, Jeffrey G. Frequent attenders in general practice: a retrospective 20-year follow-up study. Br J Gen Pract 2001;51:567-9.
9) Takayama T, Yamazaki Y, Katsumata N. Relationship between outpatients' perceptions of physicians' communication styles and patients' anxiety levels in a Japanese oncology setting. Soc Sci Med 2001;53:1335-50.
10) Krasner MS, Epstein RM, Beckman H, et al. Association of an educational program in mindful communication with burnout, empathy, and attitudes among primary care physicians. JAMA 2009;302:1284-93.

診断エラー改善のための臨床推論教育
Teaching clinical reasoning for diagnostic error reduction

高瀬 啓至, 志水 太郎
Hiroshi Takase, MD, Taro Shimizu, MD, MBA, MPH

獨協医科大学 総合診療医学講座
Diagnostic and Generalist Medicine, Dokkyo Medical University Hospital, Japan.

〒321-0293 栃木県下都賀郡壬生町北小林880
Eメール:dzand@hotmail.co.jp

提言

- 臨床推論(Glossary 1)が,その場ですぐにはコントロールできない多くの要因に影響を受けるという事実は,医学教育の中でもっと強調されるべきである.
- 現行の臨床推論教育の議論では,指導医が,直観的思考(Glossary 2)と分析的思考(Glossary 3)のそれぞれの鍛え方と,使い分け方について教えることが,学習者の診断エラーの回避に繋がると考えられている.
- 認知バイアスを教育により軽減することは容易ではないが,日々の症例で共に省察を重ね,プロフェッショナリズムの形成を促すことが,デバイアシング(Glossary 4)の一助となる.

要旨

　診断エラーの多くは,臨床推論の誤りにより生じ,その教育の重要性は明らかである.しかし,臨床推論は非常に複雑なプロセスであり,その教育方法についても確立されてはいない.本稿では,臨床推論という言葉が包括する意味を確認しつつ,その教育に関する現行の議論を俯瞰し,主に臨床現場で有用と思われる内容の抽出を試みた.

　二重プロセス理論(Glossary 5)によれば,臨床推論は直観的思考(Type 1 もしくは System 1)と,分析的思考(Type 2 もしくは System 2)の二つで定義される.これらの思考は一方のみでは不十分であり,エラーを防ぐためには,両方の思考を適切に使いこなす必要がある.多くの指導医は,既にこれらを高いレベルで習得している.現場における自身の判断の理由が,いずれの思考に属するかを整理し直すことで,指導医は,両者の鍛え方および使い分け方をより明確に教えられるようになるだろう.

Highlight

Teaching clinical reasoning for diagnostic error reduction

Since diagnostic errors are mostly caused by an error of clinical reasoning, it is obvious that teaching clinical reasoning is important for generalist medicine teachers and learners. However, there are so many complicated processes in clinical reasoning that educational methods haven't yet been fully established. In this article the authors try to confirm the whole meaning of the concept of clinical reasoning, to overview current discussions concerning its education, and also to extract some effective issues for clinical practices.

According to the dual process theory, clinical reasoning is defined into two categories, an intuitive process (Type 1 or System 1) and an analytical process (Type 2 or System 2). Because neither of these processes is sufficient alone, it is necessary to use both for preventing diagnostic error. Most generalist medicine teachers have already mastered these processes to a high degree. By reconsidering that their own judgments fall under these two processes, general medicine teachers will be able to carry out their clinical reasoning more clearly for training and appropriately use the two processes.

Keywords：

診断エラー (diagnostic error)，臨床推論教育 (teaching clinical reasoning)，二重プロセス理論 (dual process theory)，デバイアシング (debiasing)

はじめに

今の日本の医療現場では，指導医であっても，臨床推論とは何か，と時間をとってじっくり考えたことのある方はおそらく少数派ではないでしょうか．

一方で，経験を積んだ指導医のほとんどは，高い臨床推論の能力を既に有し，同時に，意識しているかどうかに関わらず，臨床推論の教育を行ったことがある，と断言できます．

なぜなら，指導医が，臨床上の自身の考察を研修医や若手医師に開示すること－－－例えば，なぜ自身がその診断を想起したのか，なぜその検査や治療が必要もしくは不要と考えたかについて語ることが，正に臨床推論教育であるからです．

指導医は，臨床推論そのものを深く学び，その用語に精通することによって，自身や周囲で行われている臨床推論と診断エラーを，新たな視点から振り返ることができるようになります．結果として，より適切な臨床推論指導を行うことも可能となるでしょう．

本稿では，臨床推論を考える上でキーとなるいくつかの概念を提示しつつ，診断エラーを減らすことに着眼した臨床推論の実践的な教育方法について，いくつかの提案を試みます．

臨床推論の全体像

■臨床推論の定義

臨床推論という言葉は，多くの場合「診断推論」(Glossary 6) と言い換えが可能な形で用いられています．確かに，非典型的で難解な症例の診断や，「誤診」の回避を議論する文脈で，臨床推論の重要性は明らかです．しかし，この言葉には，本来より広い意味合いが込められています（Box 1）．

臨床推論の一つの定義は，「病歴情報の収集・

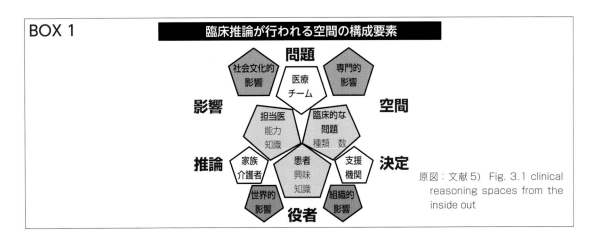

原図：文献5) Fig. 3.1 clinical reasoning spaces from the inside out

聴取・解釈や，医療行為のリスク・ベネフィットの判断，患者の嗜好の理解，これらを総じて患者にとって最適の診断・治療計画を立てる全ての過程で，患者・環境・医療従事者が，意識的かつ無意識的に相互に交流することによる認知および非認知プロセス」というものです．

この定義によれば，臨床推論という言葉の意味するところは，診断に至るための個人の思考過程のみに留まりません．検査や治療を行うかどうかを決定する能力，つまり，現行の膨大な医学のエビデンスに加えて，自身およびチームの経験値，自施設全体としての診療能力，その他の周囲の社会的な状況などまで広く吟味するプロセスも含みます．

さらに，患者のニーズや価値観を適切に汲み取り，時には，患者の苦痛が，身体的なもの以上に心理的・社会的な因子に根ざしていることを理解し，自身の適切な態度および行動へと反映させることすらも，適切な臨床推論によってなされると言えます．

そして，臨床推論は必ずしも個人の脳の中だけで行われるものではなく，時に医師の会話の中で，多職種で構成されたチームの中で，専門科間・病院間の連携の中でも行われるものであることにも注目されるべきです．

■ 臨床推論の誤りによる診断エラーの実際
ケース1

僧帽弁置換術と知的障害の既往があり，同時に「心臓神経症」とも診断されている60歳男性がいた．患者は「弁が痛む」として救急外来を5年前から毎週のように受診し，その都度，当直医から「胸が痛んでも，弁が痛むことはない」と説明されていた．

ある夜，いつものように「弁が痛い」と患者が来院した．帰宅の方針で良いと指導医に命じられ，対応した研修医は，以前と同様の説明を繰り返しつつも，患者の呼吸がやや努力様であることになんとなく違和感を持った．

診察終了後，カルテを記載していた研修医は，1ヶ月前の受診時に「両下腿浮腫あり」「発症時期不明」「日中外来で相談を」と記録されていることに気がついた．研修医が患者を診察室に再度呼び，追加で病歴を聴取すると，患者は1ヶ月前から労作時の息切れも自覚しており，2週間前から夜間坐位のまま過ごしていた．

報告を受け，診察室に入った指導医は，患者が，頸静脈怒張，両肺野の水泡音，心尖部のⅢ音といった，明らかな心不全の特徴を複数有していることを短時間で明らかにした．同日，患者は入院することとなった．

患者は，この1ヶ月で今回を含めて4度にわたり救急外来を受診していたが，カルテ上，心不全が疑われていた記載は今回が始めてだった．研修医はもう少し早く診断できていた可能性を考えて，患者に対して申し訳なく思った．指導医は研修医を褒めつつ，おそらく過去の受診で心不全を見逃していた担当医らへのフィードバックを考慮した．

*解説

このケースでは，研修医の知識そのものは，心不全を十分疑える水準にはあったように見え，おそらく他の担当医もそうであったのではないでしょうか．診断が遅れた最大の理由が，認知バイアスであることは明らかです．アンカリング，Psych-out error，感情バイアス，自信過剰バイアスなど，複数のバイアスの関与が，本ケースでは容易に指摘できます．

そしてこれらは，研修医個人のみにあったわけではありません．患者とこの病院の救急外来との関係の中で，長年にわたって醸成されていたバイアスが，指導医を含めたチーム全体の臨床推論に影響を及ぼし，診断エラーにつながったと説明することができます．

さらに付け加えるならば，再三来院していた患者へ，「弁は痛まない」と説明し続けることは，患者のニーズを満たしてはおらず，この点でも広義の臨床推論にエラーがあったと言えそうです．患者が，一般外来でのフォローアップに繋がらない状況で適切な臨床推論は，例えば家族への連絡と介入の依頼や，ソーシャルワーカーなどを含め

た福祉の投入を検討することなどが挙げられます．これらが適切に行われていれば，診断エラーも未然に防げていた可能性があります．

■ 本来の「臨床推論教育」のために

臨床推論教育を論じる前提として非常に大切なのは，症候学や一般的なケースカンファレンスを通じた「診断推論」の教育だけが臨床推論教育である，と教育者と医学生・研修医がお互いに思い込んではならないことです．

確かに，現場の診断エラーの多くに，個人の診断推論の誤りも関わっているとされています．よって，診断エラーを減らすために，おのおのが責任感を持って，診断推論の向上に努める必要があります．理想的には，診断推論を学びたい誰かがいる時には，別の誰かが，もしくはお互いがお互いの診断推論のコーチとなり，意識的に高め合えるような文化を，全ての医療現場で整えるべきです．このことが，現場での診断エラーを減らす上で，非常に重要である点には疑いようがありません．

しかし一方で，一見個人の責任で行われている診断推論が，その場ですぐにはコントロールできないシステム要因に大きく左右されている事実も，医学教育の中ではもっと強調されるべきです．ケース1で見られるように，一つの診断エラーには，複数の要因が関わっている場合がむしろ一般的です．自身の体調や感情，患者の性格とそれに対する思い，組織の文化とバイアス，地域の医療システムや福祉の限界なども，個人の診断エラーに繋がることがしばしばあり，「状況理論」(Glossary 7)として考察されています．

この事実を理解することで，医学生や研修医は，日々のセルフメンテナンス，プロフェッショナリズムの醸成，他職種との連携，公衆衛生の知識といった，一見「診断」のプロセスとは関係しそうにないものの，より本質的な重要性にも気付くことができるかもしれません．

臨床推論のモデル：二重プロセス理論
■ 二重プロセス理論とは

臨床推論の全貌は，その高度な包括性と複雑性から，現在も完全には解明されていません．この項では，臨床推論を説明するモデルとして，比較的新しく，現在最も包括的とされている，二重プロセス理論を紹介します．

二重プロセス理論では，思考を直観的なもの（Type 1 もしくは System 1）と，分析的なもの（Type 2 もしくは System 2）の二つで定義します（Box 2）．この理論によれば，我々の日常生活の95％の思考は，System 1によって行われています．System 1は無意識下に行われる思考で，労力を要しません．概してスピードが早く，時に本人にも，なぜそのように考えたかを説明困難です．System 1による臨床推論は，典型的かつ頻度の高い疾患や，短時間で多くの症例への対応が

BOX 2 — System 1 と System 2 の特徴

	直観的思考 System 1	分析的思考 System 2
例	ヒューリスティックス	フレームワーク，アルゴリズム，Bayesの定理など
特徴	スナップショット診断	網羅的診断
メリット	迅速，効率的，芸術的	分析的，科学的
デメリット	バイアスに影響されやすい	時間がかかり，時に非効率的 豊富な知識が必要で負荷が大きい
頻用者	熟練者	初心者

原表：文献1）表1　直観的思考・分析的思考の診断プロセスの特徴

必要とされる場面で効果的ですが，認知バイアスに影響されやすい点にも注意が必要です．

一方でSystem 2は意識的に行われるもので，事実を一つ一つ言語化し，それぞれのつながりを組み立てていく，長い数式のようなプロセスです．System 1で簡単に解決できない，複雑な問題に直面した際が主な出番となりますが，一般に，System 1と比べて問題解決に時間とエネルギーが必要です．

医学的な診断を行う上では，例えば鍵となる症状・経過・画像所見などと疾患スクリプト（Glossary 8）を照らし合わせ，パターン認識で疾患名を診断する思考プロセスがSystem 1に属し，系統だった問診や身体診察，尤度比に基づいたこれらの解釈，プロブレムリストの作成，診療支援ツールやガイドラインの診断アルゴリズムなどを重ね合わせて疾患名を診断する思考プロセスがSystem 2に属します．

■ 二重プロセスの実際

System 1とSystem 2は，一つの臨床推論の中で，しばしば複雑に絡み合っており，図で示したような概念モデルが提唱されています（Box 3）．実臨床におけるSystem 1とSystem 2を，ケースを用いて説明します．

ケース2

特に既往のない20歳の女性が，3日前から心窩部不快感，嘔気，嘔吐のため，食事がほとんど摂取できず，夜の救急外来を受診した．診察を担当した若い男性研修医には，患者はややぐったりしているように見えた．37℃台前半の微熱以外には，バイタルサインに特段の異常を認めなかった．系統的な問診により，月経不順が指摘されたが，患者は現在妊娠している可能性は100%ないと話した．診察上，腹部は平坦で軟らかく，腹膜刺激兆候を認めなかったが，患者は右下腹部の深い触診で少し痛みがあるかもしれないと訴えた．血液検査では，軽度の白血球上昇を認めた．Alvarado scoreは6点で，「虫垂炎の可能性がある」に当てはまった．

研修医は，症状も強く，急性虫垂炎の十分な除外が必要なため，腹部造影CTを撮像したいと考え，指導医に連絡を取った．

しかし，研修医のプレゼンテーションを受けた指導医は，聞き始めてすぐに，診断が妊娠悪阻である可能性が気に掛かった．

指導医が直接問診を行ったところ，患者は，約2ヶ月前にパートナーと性交渉があり，その際に避妊に失敗している可能性があったことを思い出した．右下腹部の圧痛も再現されなかった．尿検

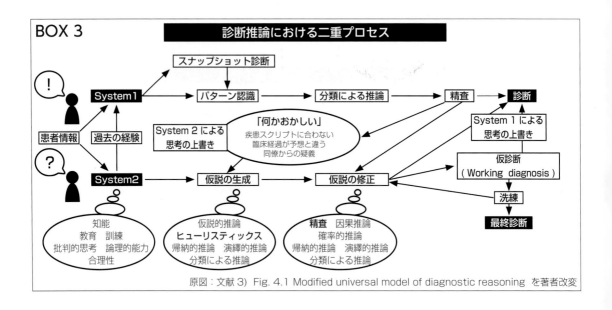

体に妊娠反応を追加したところ，結果は陽性であった．腹部超音波検査では子宮内に胎児心拍を認め，患者は妊娠悪阻と診断された．患者は翌日の産婦人科外来を受診する方針となった．

研修医は，なぜ妊娠を強く疑ったかを指導医に確認した．指導医は「そうですね，女性に妊娠について訊くことが，まだ先生はルーティンではないように感じたので」と答えた後，妊娠に関するクリニカルパールや，実際に問診のみで妊娠の可能性をどのくらい除外できるかについて検討した文献を研修医に紹介した．

*解説

ケースの背景にある臨床推論を，二重プロセス理論を用いて説明してみます．

研修医は，まず，第一印象やバイタルサインで，患者の大まかな緊急性や重症度を検討し，続いて問診と，腹部に焦点を絞った診察を順に行っています．

これは，医学教育の中で広く教えられている，確立された System 2 の手順です．事実を一つ一つ積みあげていく中で，研修医は右下腹部に軽度の圧痛を指摘しています．Alvarado score も急性虫垂炎に関する臨床予測ツールで，System 2 で用いられるものです．

しかし指導医は，研修医の報告を聞き始めてすぐに妊娠悪阻を想起しています．これは，症候に関するキーワードの組み合わせから，System 1 による「パターン認識」で，診断を直観的に想起していると考えられます．パターン認識により正確な診断を行うには，その判断の元になる，脳内の「疾患スクリプト」が十分なものである必要がありますが，これについては後述します．

加えて，その後の発言から，指導医から見た研修医の人物像も，指導医の System 1 起動のきっかけになっていた可能性が指摘できます．性交渉に関する問診に，現場経験の少ない男性研修医が心理的な抵抗を感じることはむしろ自然です．つまり，「意識下もしくは無意識下に妊娠悪阻を鑑別から漏らしやすいイメージのある若い男性研修医が，この患者のプレゼンテーションをしている」という状況に対して，System 1 によるパターン認識が働き，急性虫垂炎よりも妊娠悪阻が鑑別診断の上位に挙げられた，と考察できます．このように医師が，診断に関する議論の際に，議論している相手の人物像や能力，つまり「スクリプト」を，良くも悪くも診断に無意識に反映させることは既知の事実です．例えば前医や看護師，時に患者から伝えられた診断が，その後の臨床推論にバイアスとして大きく影響を与えることでも経験されます．

System 1 で診断を想起した指導医は，この発想を軸に，報告の内容が妊娠悪阻という診断で矛盾しないかを検証しています．例えば，実際は患者自身が妊娠を否定しているだけで，尿妊娠反応や，問診での最終月経，性交渉の有無の確認も十分にはなされていなかった点や，再度の診察で右下腹部の僅かな圧痛にも再現性がなかった点を確認しています．

このように想起した診断の，疾患スクリプトに合う部分，合わない部分を詳細に検証するプロセスでは，妊娠悪阻や急性虫垂炎の，疫学や病態生理に関する深い知識を言語化していく必要があります．後の研修医への深い知識の開示を見ても，ここでは「洗練された System 2」が用いられていたと考えられます．

● ケースのまとめ

診断推論の初心者が System 2 を多用せざるを得ない一方，多くの指導医は，膨大な経験に基づいた学習の結果として，臨床推論の際に System 1 と System 2 の両者を高いレベルで使いこなしています．本ケースのように，System 1 で直観的に想起された診断を，洗練された System 2 により限られた情報でチェックし最終診断とすることは，指導医が頻繁にとる診断戦略でしょう．

そして冒頭に述べたように，自身の思考過程をこのように言語化することが，臨床推論教育では大切なステップになります．

二重プロセス理論に基づいた臨床推論教育
■二重プロセス理論と診断エラー

　ここからは，二重プロセス理論のそれぞれのSystemと診断エラーとの関係についてさらに深めつつ，教育への応用について考えていきます．最初に，診断エラーを減らすためには，どちらのシステムも必要である点を改めて明言します．

System 1，System 2 と診断エラー

　慎重に見えるSystem 2の方が診断エラーを起こしにくそうにも見えますが，実際は，いずれのSystemもエラーを頻繁に起こしていることがわかっています．System 1による診断エラーは，不十分な疾患スクリプトや認知バイアスによるものであり，System 2による診断エラーは，分析ステップそのものへの知識不足や，診療時間や個人の脳のワーキングメモリの限界に起因するものです．例えば，指導医のSystem 1も，ケース1のように，情報不足や認知バイアスにより診断エラーを起こすことがあります．一方で，System 1が十分に発達していない研修医は，診療にスピードが必要な状況で診断エラーが増えることもわかっています．

2つのSystemの使い分け

　臨床推論の誤りによる診断エラーを防ぐためには，System 1とSystem 2の両者を磨く必要があるとともに，個々の実力，症例の内容，現場の状況に応じて，両者をうまく「使い分ける」ことが求められます．

　概していえば，単純な問題の解決にはSystem 1が，複雑な問題の解決にはSystem 2が向いており，このことは過去の私達の研究でも示されています．より疫学的な頻度が高く，典型的と考えられる症例にはSystem 1を，より稀で，非典型的と考えられる症例にはSystem 2を用いた方が，脳にかかる総負荷は少なく済み，診断エラーの発生率も軽減できるのです．

　そして，多くの指導医は，どのような時に診療のペースを落とすべきかについて，経験的にわかっているはずです．診断推論の教育にあっては，例えば，いわゆるレッドフラッグの知識や，クリニカルパール，失敗症例を集めたケース集などが，その言語化に役立ちます．

　また，ケース1で研修医が行ったように，「何かおかしい」時，「他人への相談」というSystem 2のツールを起動することは重要です．その際に指導医は，相談の内容が的外れであったとしても，「Thank you for calling（相談してくれてありがとう）」の姿勢は崩さずに，研修医を褒めるべきです．

■2つのSystemの教育：「攻め」と「守り」

　臨床推論において，意識的な過程であるSystem 2の強化にあっては，病態生理を中心とした基礎医学の学習に加え，エビデンスに基づいた問診・診察の方法，臨床予測ルール，各種診療支援ツールなど，確立された教育コンテンツが多数あり，紙面の都合上割愛します．

　ここでは，System 1の強化について，「攻め」の代表である疾患スクリプトの強化方法と，「守り」の側面であるデバイアシングについて取り上げます．

■System 1の「攻め」のひとつ：疾患スクリプト教育
疾患スクリプトとは

　System 1による診断は，膨大な経験値に支えられたパターン認識によって行われます．このパターンの元となる知識の塊は，「疾患スクリプト」の中にまとめられています．

　疾患スクリプトは，疾患名というタイトルを軸にまとめられた，典型的な発症年齢，性別，症状や経過，身体所見，検査結果，混同しやすい疾患，治療の選択肢など，その疾患に関わるあらゆる情報の塊です．

　学生でも，国家試験の臨床問題や，ケースカンファレンスのような勉強会を通じて，知識量としては指導医に引けを取らない疾患スクリプトを形成することが可能です．しかし，膨大な臨床での経験に裏打ちされた指導医の疾患スクリプトには，患者の動き，表情，話し方，息遣い，性格，周囲の反応，診療の時間帯…といった，文字にで

きない五感の情報が，非常に多く，より強固に書き込まれています．特に，診療している頻度の高い疾患のスクリプトの厚みは学生の比ではなく，やや非典型的であっても直観的に診断名を閃くことが可能です．

まずは「よくある疾患の典型例」を

疾患スクリプトの教育で強調されるべきは，まず教科書的な疫学や病態生理などから，「コモンな疾患の典型像」を固め，ついで実際の現場経験も踏まえつつ，「コモンな疾患のやや非典型な像」にまでスクリプトを拡張していく，というステップを可能な限り意識することです．

というのも，指導医が考えている「コモンかつ典型的な症例」の中には，初学者から見るといくつものバリエーションがあり，ここを確実に抑えるだけでも相当な認知負荷が必要と思われるからです．実際，日常診療では10～15%の症例で診断エラーが生じている，という予測統計からは，エラーの相当な割合が「コモンな疾患の典型像」の範疇で起きていると考えられます．

また，経験値が十分でない時点で，印象的な非典型像を先に学んでしまうことで，例えば，左下腹部痛と聞いて内臓逆位の急性虫垂炎が最初に想起されるなど，単純に，疫学的に可能性の低い疾患を鑑別の上位にあげてしまう確率が高くなります．ピットフォールを学ぶことも大切ですが，結果として必要性のほとんどない検査まで患者に強いてしまうことは，適切な臨床推論とは言えません．

指導医がスクリプトを鍛えるために

一方で，疾患スクリプトの弱点は，経験できない疾患のスクリプトをどうしても鍛えにくい点です．実際，指導医が臨床に出てからその疾患を経験したことがない，もしくはその疾患であると認識したことがない場合は，最近その疾患を勉強したばかりの医学生の方が，診断名を容易に挙げられる可能性すらあります．

臨床推論教育そのものがそうであるのと同様に，医学生から指導医まで，あらゆるステージで疾患スクリプトの教育は行われていくべきです．特に，総合診療と教育に携わる医師であれば，書籍，専門医試験，問題集，様々な勉強会を通じて，そして日々各臓器の専門科とコミュニケーションを計ることで，学生の頃に得た疾患スクリプトの全てを，折に触れて刷新していきたいものです．

■ System 1 の「守り」：デバイアシング教育

短時間のデバイアシング教育は効果がない

認知バイアスの詳細は他稿に譲りますが，これを取り除くこと（デバイアシング）は，概して大変な作業です．

症候学の講義や鑑別診断リスト，診療支援ツールのような，診療に関する知識を直接補うものの効果を調べた研究では，比較的単純な介入でも診断エラーを減らすことにしばしば肯定的です．一方で，認知バイアスについては，短期間のレクチャーや，バイアスに陥りやすい時を示したチェックリストのような，「手軽な」介入だけでは，診断エラーは減らないと考えられています．

デバイアシングが難しいのは，その多くが，個人の性格特性や，人間の生物学的な本能に根ざしたものであるためと考えられています．例えば，疲れているときに，脳が慣れた方法や楽な方法を選択したがるのは当然であり，それを単に怠け者と非難することだけで問題が解決しないことは誰もが知っています．また，動揺，怒り，悲しみといった強い感情が，自分と周囲の判断を鈍らせることも，おそらく誰もが経験しています．しかし，実際にこれらを適切にコントロールするための方略に，まだ確立された方法はありません．

そのため，個人が認知バイアスによる診断エラーを減らそうとするなら，純粋に知識の不足を補う以上に，地道な修行が必要となることを覚悟しなければなりません．

デバイアシングの道程

デバイアシングのために，バイアスの種類やそれが起こりやすい状況を，知識として理解することは前提に過ぎません．

最初に重要なのは，日々の臨床経験の中で，自

身がどのような患者・場面で，どのようなバイアスに陥りがちかを認識し，繰り返し省察を行うことです．バイアスは，それに陥っていることに自身で気付けないケースもしばしばあり，学習者は同僚や指導医からのフィードバックも通じて，まず自身がバイアスに陥っている事実をその瞬間に知覚できるようにならなくてはなりません．

次に学習者は，自身の本能に抗うだけのモチベーションを持って，それぞれのバイアスを取り除くのに有効なツールを，反応的に起動できるようになる必要があります．このツールには，休憩を取る，同僚に意見を求める，数秒心の中で数える，といった単純なものから，系統的な病歴聴取に戻る，といった，医学的に確立された System 2 のツールも含まれます（**Box 4**）．経験と省察によって，これらのツールを起動する重要性を深く理解するとともに，これらのツールに習熟し，適切な場面で適切なツールを起動することを厭わないマインドを持つことが求められるのです．

このように，根本的なデバイアシングは，臨床現場での日々の省察により，少しずつ内面を変えていこうとする作業によって，初めて達成されると考えられています（**Box 5**）．

また，デバイアシングに周囲が関わる際には，教育する側にも，単純に知識を与える際よりも高い指導のレベルが要求されます．指導医は理想的には，研修医を責めずに，その人間性を適切に評価した上で，バイアスに陥った研修医のロールモ

BOX 4　デバイアシングのために医学において確立された戦略

戦略	目的	対応するバイアスの例
病歴聴取と身体診察	系統的な情報収集	スナップショット診断 全てを分析する原則 確認バイアス
鑑別診断	明らかな，もしくは最も可能性が高い診断以外の可能性を強制的に検討させる	アンカリング 探索満足 早期閉鎖 利用可能性バイアス 代表性 確証バイアス
臨床予測ルール	症状・所見などのデータを科学的・統計的に評価し，ある疾患や転帰の可能性を確率論的に導く	基礎情報の無視 推論の誤り
EBM	分析的な意思決定を支持する客観的・科学的データを厳然と確立する	未検索の System1 由来のバイアス
チェックリスト	日常業務のプロセスだけでなく，特に複雑でストレスに晒される疲労した状況でも，重要な要素を確実に検証・達成する	アンカリング 利用可能性バイアス 記憶違い
ネモニクス	記憶違いを防ぎ，鑑別診断としてあらゆる可能性を検証させる　明らかな診断以外の可能性を強制的に検討させる	アンカリング 利用可能性バイアス
ピットフォール	経験の浅い専門家に，特定の状況で陥りやすいと予測されるエラーを警告する	特定の臨床状況で発生しやすいバイアス
ROWS（最悪のシナリオの除外）	特定の臨床状況下で見逃してはならない重大な疾患を挙げる	アンカリング 早期閉鎖 探索満足
警告	重大な疾患の見逃しを避けるための重要なルールに従っていることを確認する，しばしば特定の分野で用いられる注意事項	特定の分野で発生しやすいことが知られているバイアス
レッドフラッグ	重大な疾患の見逃しを避けるために確認すべき特定の症状や徴候で，しばしば頻度の高い症候において用いられる	フレーミング 探索満足 早期閉鎖

原表：文献 3) Table 7.1 Established strategies in medicine to mitigate cognitive and affective biases

デルとなり，改善のためのコーチとなり，メンターとなるべきです．

M&Mカンファレンスによるデバイアシング

なお，ケース1で述べたような職場レベルでのバイアスを取り除くことは，労働環境の改善や，人種差別根絶に似た根本的なプロフェッショナリズム改革を，組織内で実行することで可能となるかもしれません．しかし，費用対効果の予測も難しく，実行は個人レベルよりも困難でしょう．

個人と組織全体のデバイアシングに役立つ可能性があるものに，M&Mカンファレンスがあります．M&Mカンファレンスは，診断エラーを省察し，臨床推論教育を行っていく上では，一つの理想的なフォーマットであると考えられています．自身や同僚の経験した失敗症例を共有することで，知識やバイアスに関する認識をお互いに高め，対策を検討することが可能となります．

また，導入には「エラーを責めない」姿勢が前提となるため，それ自体が本質的な診断エラーの教育のチャンスになるかもしれません．一方で，特に導入当初に，症例を提示する医師の心理的負担が大きいと考えられる点には配慮が必要です．

結語

本稿では，臨床推論と診断エラーの関係，そしてその教育について触れました．臨床推論にまつわる概念や用語は，現場の指導医の中でも，より広く共有されるべきです．今後，現場での臨床推論教育が，卒前から一貫した筋の通ったものへと発展し，診断エラーの削減に貢献していくことを望み，私達も日々教育活動を行っています．

Glossary 用語解説：

1) 臨床推論 clinical reasoning：病歴情報の収集・聴取・解釈や，医療行為のリスク・ベネフィットの判断，患者の嗜好の理解，これらを総じて患者にとって最適な診断・治療計画を立てる全ての過程で，患者・環境・医療従事者が，意識的かつ無意識的に相互に交流することによる認知および非認知プロセス．

2) 直観的思考（タイプ1思考，システム1思考）nonanalytic reasoning(Type 1 thinking, System 1 thinking)：典型的には，速く，努力を要さず，潜在意識下で行われる認知プロセス．パターン認識や，経験則（ヒューリスティクス）などを含む．

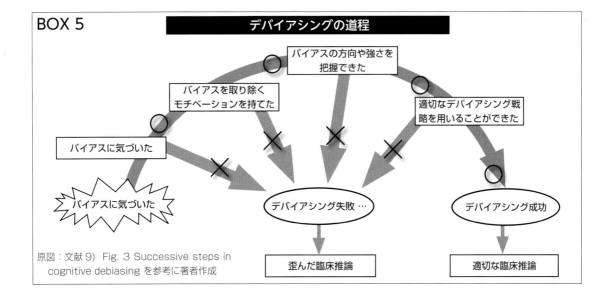

BOX 5 デバイアシングの道程

原図：文献9) Fig. 3 Successive steps in cognitive debiasing を参考に著者作成

3) 分析的思考（タイプ2思考，システム2思考） analytic reasoning(Type 2 thinking, System 2 thinking)：時間のかかる，意識的で努力を要する思考．診断推論では，解剖学や生化学などの病態生理に沿って診断に迫る因果推論や，得られた情報からあがった鑑別診断を，検査行うことで証明を試みていく仮説演繹的推論などを含む．

4) デバイアシング debiasing：様々なバイアスを除去するプロセス．診断推論においても既存のツールは多くあるが，それらを適時，適切に起動できるようになることは概して容易ではなく，生涯にわたる修練が必要であると考えられている．

5) 二重プロセス理論 dual process theory：潜在意識下で速やかに行われる直観的なアプローチと，意識的に時間をかけて行われる分析的なアプローチの相互作用として，認知プロセスを説明した理論．

6) 診断推論 diagnostic reasoning：臨床推論の中で，特に診断に関わる局面．疾患の原因を特定するために，患者の症状や兆候，検査結果や画像所見を集め，それらから分析的もしくは非分析的に診断を下す認知プロセス．

7) 状況理論 situativity theory：参加者や環境，そしてそれらの相互作用を組み込んだ一連の社会認知理論．

8) 疾患スクリプト illness script：疾患についての臨床的な所見やリスク因子，病態生理，経過などの情報のおぼろげな集合体で，その疾患を分類するためのスキーマ．それぞれの臨床医が，知識や経験に基づいて独自に展開するもので，優れたスクリプトを持つことは，より優れた直観的思考につながる．

Reference：

1) 志水太郎．診断戦略：診断力向上のためのアートとサイエンス．医学書院．2014

2) Trowbridge RL, et al. Teaching Clinical Reasoning, First Edition. American College of Physicians, Inc. 2015 (= 志水太郎(訳)．診断推論のバックステージ，ワンランクアップのための診断推論教育11の要点．メディカル・サイエンス・インターナショナル．2016)

3) Cooper N, et al. ABC of Clinical Reasoning. John Wiley & Sons Limited. 2017（= 宮田靖志(監訳)．ABC of 臨床推論，診断エラーを回避する．羊土社．2018)

4) Harden RM, et al. The eight roles of the medical teacher; the purpose and functions of a teacher in the health care professions. Elsevier. 2018.

5) Higgs J, et al. Clinical Reasoning in the Health Professions, Fourth Edition. Elsevier. 2019.

6) Bowen JL. Educational strategies to promote clinical diagnostic reasoning. N Engl J Med. 2006 Nov 23;355(21):2217-25.

7) Rencic J. Twelve tips for teaching expertise in clinical reasoning. Med Teach 2011;33:887-92

8) Shimizu T, et al. Effects of the use of differential diagnosis checklist and general de-biasing checklist on diagnostic performance in comparison to intuitive diagnosis. Med Teach. 2013 Jun;35(6):e1218-29.

9) Croskerry P, et al. Cognitive debiasing 1: origins of bias and theory of debiasing. BMJ Qual Saf. 2013 Oct;22:ii58-ii64.

10) Kozlowski, et al. The role of emotion in clinical decision making: an integrative literature review. BMC Med Educ. 2017 Dec 15;17(1):255.

プライマリ・ケアにおける診断エラー
Diagnostic errors in primary care

青木 拓也
Takuya Aoki, MD, PhD, MMA

京都大学大学院医学研究科　地域医療システム学講座
Department of Community Medicine,
Kyoto University Graduate School of Medicine

〒606-8501 京都府京都市左京区吉田近衛町
Eメール：aoki.takuya.26w@kyoto-u.jp

提言

- プライマリ・ケアは，診断エラーが起こりやすいセッティングであり，優先順位の高い医療の質・患者安全上の課題である．
- 診断エラー予防の前提として，研究と実践の双方において，多角的な実態の評価が必要である．
- 診断エラーを予防する上で，個々の医療者の臨床推論能力の向上に加え，システムレベルでの改良，患者・家族とプライマリ・ケア提供者とのパートナーシップに基づく多職種チーム，Patient Engagementが，有効と考えられる．

要旨

　プライマリ・ケアは，そのセッティングの性質上，診断エラーが比較的起こりやすいセッティングと考えられており，優先順位の高い医療の質・患者安全上の課題と認識する必要がある．これまで診断エラーを同定する手法として様々な提案がなされているが，トリガーツールを用いた米国の研究によると，プライマリ・ケアにおいて年間約6%の外来患者に診断エラーが発生していると推定されている．プライマリ・ケア提供者は，患者との関係性を活かして，診断プロセスにおいて患者と強固なパートナーシップを結び，動的な多職種連携におけるハブとしての役割を果たすことが求められている．プライマリ・ケアにおける診断エラーの予防には，プライマリ・ケア提供モデルそのものの改良や，臨床推論能力の向上，診断エラーの実態評価，ITの活用などに加え，Patient Engagementを促す施策が有効と考えられている．

Highlight

Diagnostic errors in primary care

Primary care is considered to be a relatively more common setting in which diagnostic errors occur because of its situation in medical practice. It is necessary to recognize diagnostic errors as a high priority to ensure the quality of medicine and patient safety.

Various kinds of methods have been provided to find diagnostic errors up to now. According to a U.S. study using trigger tools, it is estimated that diagnostic errors occur for 6 % of outpatients per year in primary care.

Primary care providers are required to create strong partnerships with patients in the diagnostic process by making use of their special relationships. Furthermore it is necessary for them to play the role of the hub in the dynamic interprofessional collaboration.

In order to prevent diagnostic errors in primary care, it is considered effective to conduct such activities so as to improve the model of the provision of primary care itself. In doing so we can make progress in clinical reasoning, to access the actual situation of diagnostic errors and to make use of information technology. Also it is considered to be effective to encourage the measures for patient engagement.

Keywords：
診断エラー（diagnostic error），プライマリ・ケア（primary care），patient engagement

■はじめに

　プライマリ・ケアにおいて，診断は重要なタスクの一つであるが，幅広い領域かつ複雑性の高い問題（Multimorbidityや心理・社会的問題を含め）が取り扱われ，さらに患者に健康問題が生じた際に，医療との最初の接点となるセッティングであることから，未分化な段階の問題が多い．そのため，プライマリ・ケアは，診断エラーが比較的起こりやすいセッティングと考えられており，優先順位の高い医療の質・患者安全上の課題である．本稿では，プライマリ・ケアにおける診断エラーの実態と予防策を概説する．

■プライマリ・ケアにおける診断エラーの実態

　診断エラーは，「患者の健康問題について，正確で適時な説明が為されないこと．もしくは，その説明が患者に伝わらないこと．」と定義される[1]．「正確で適時な解釈が為されないこと」だけでなく「説明が患者に為されないこと」，すなわち診断に関する患者とのコミュニケーションエラーも診断エラーに含まれる点がポイントである．ではプライマリ・ケアの現場では，果たしてどのくらいの頻度で，どういった診断エラーが発生しているのだろうか？

　「測定なくして改善なし」と言われるように，診断エラー予防策を検討するうえで，その実態の評価は不可欠である．しかし，「正確で適時な説明」の定義，診断エラーを同定するための情報源や手法には，現時点でコンセンサスは存在せず，診断エラーに関する調査や研究における方法や結果の異質性は高い．具体的には，診断エラーを同定する手法は，剖検，サーベイ（医療者対象，患者対象），標準模擬患者を用いた評価，検査結果レビュー，ケースレビュー，エラー発生報告など多岐にわたる[2]．そもそも我が国では海外と比較し，セッティングや手法に寄らず，診断エラーに関する疫学研究が非常に乏しいのが現状である．そのため，本稿では海外で実施された疫学研究の中から，ケースレビューと患者サーベイを用いた研究の結果を紹介する．

1）トリガーツールを用いたケースレビュー

　Singhらは，米国のプライマリ・ケア・セッティングにおいて，Electronic Health Record (EHR)から，まず診断エラーの発生と関連がある徴候（トリガー）を用いて，診断エラーの可能性があるケースを抽出し，次いでそれらのケースを精査することで診断エラーの評価を行った[3]．トリガーとして用いられた徴候は，プライマリ・ケア受診から一定期間以内の予期しない入院と予期しないプライマリ・ケア再受診である．結果，年間6.29%の外来患者に診断エラーが発生したと推定された．また，同様の手法を用いて，プライマリ・ケア

の診断エラーの類型を調査し，診断エラーが発生した疾患として，肺炎（6.7%），うっ血性心不全（5.7%），急性腎不全（5.3%），癌（5.3%），尿路感染症（4.8%）が高頻度だったと報告した．加えて，エラーが起こりやすい診断プロセスは，患者と医療者の接触時（病歴聴取，身体診察，検査オーダー）であり，その以降の検査結果の解釈時，診療情報の追跡時，専門家への紹介時といったプロセスにおけるエラーとの併発も 43.7% のケースで認められたと報告した[4]．

2) 患者サーベイ

Kistler らは，米国の複数のプライマリ・ケア施設において，患者を対象にサーベイを実施し，診断エラーの経験を調査した[5]．結果，外来患者のうち，13.4% が過去 10 年間に診断エラーを経験したと報告した．そのうち，42% の患者が，診断エラーの結果として起こった害が「重篤」または「とても重篤」だったと報告した．患者サーベイで評価される患者が認識する診断エラーは，前述のケースレビューのような客観的なエラーと比較し，やや広い概念に相当するが，診断エラーの定義における，診断に関する患者とのコミュニケーションエラーを評価するうえで特に有用である．なお，こうした患者の診断エラーの認識は，受療行動や治療アドヒアランスなどに影響を及ぼすことが示唆されている．

我が国では，筆者らが実施しているプライマリ・ケアの質に関する多施設研究（PRimary care OrGanizations Reciprocal Evaluation Survey Study：PROGRESS）の一環として，2018 年に日本の計 25 のプライマリ・ケア施設の成人外来患者を対象に，Kistler らの研究に準じた診断エラーの経験に関する調査を行った（論文未発表）．その結果，過去の診断エラーの経験を報告した患者の割合は，3.9 % であり，米国の研究と比較し低頻度であった．詳細な結果については，今後論文化を予定している．

診断エラーを評価する基準や手法は，前述の通り現状では多岐にわたるが，それぞれにおいて利点と欠点が存在するため，多角的な評価が妥当と考えられる．我が国でも，プライマリ・ケアにおける診断エラー対策の基礎データとして，こうした疫学調査が求められている．さらに研究目的としてだけでなく，施設レベルでこうしたデータを継続的に収集し，診断プロセスの改善に活用する施策が，診断エラーの予防に有効と考えられる．

プライマリ・ケアにおける診断エラー予防

診断プロセスには，プライマリ・ケア医だけでなく，専門科医師，放射線技師，臨床検査技師，病理医，看護師，薬剤師など，様々な専門職が関与し，かつその構成は動的なものである．また後述するが，近年では当事者である患者や家族も，診断チームの一員として中心的な役割を果たすことが期待されている．ではこうした診断チームにおいて，プライマリ・ケアはどのような役割を果たすべきなのだろうか？

プライマリ・ケア提供者は，患者との関係性を活かして，診断プロセスでも患者と強固なパートナーシップを結び，動的な多職種連携におけるハブとしての役割を果たすことが求められている（**Box 1**）．専門領域が細分化された現代の医療提供体制において，プライマリ・ケア提供者が，診断プロセスでこの様な役割を担うことは，診断の適時性の向上，様々な情報源からのデータの統合，

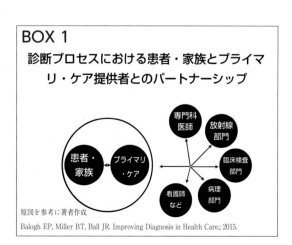

BOX 1
診断プロセスにおける患者・家族とプライマリ・ケア提供者とのパートナーシップ

原図を参考に著者作成
Balogh EP, Miller BT, Ball JR. Improving Diagnosis in Health Care.; 2015.

協調性に基づく意思決定，患者との円滑なコミュニケーション，など様々な面で有効と考えられる．では具体的には，プライマリ・ケアにおいて，どのような診断エラーの予防策が有効と考えられているのだろうか？

1) 総論：プライマリ・ケア提供モデルの改良

米国では，良質なプライマリ・ケアを提供するためのモデルとして，Patient-Centered Medical Home (PCMH) の導入が進んでいる．PCMH の共同原則は，米国家庭医療学会，米国内科学会，米国小児科学会，米国整骨医学会の4学会によって策定され，①主治医，②医師が指揮する医療チーム，③全人的志向，④ケアの調整と統合，⑤質と安全，⑥アクセスの向上，⑦支払いの7つで構成される[6]．これらは，プライマリ・ケアの特性 (Glossary 1) に挙げられる「継続性（患者・家族との対人的関係性）」や「協調性（診断チームにおける多職種連携）」，「包括性（患者の幅広いヘルスケア・ニーズへの対応）」の向上を通じて，診断エラーの予防に寄与することが期待される．また，診断エラーの予防を含め，医療の質と患者安全に関する組織的な改善活動は，PCMH の特徴の一つであり，導入施設には提供するケアの評価と改善に自発的に取り組み，第三者機関（非政府機関）による認証プログラムを受けることが求められる．なお，後述の Patient Engagement とも関連するが，質改善活動に患者・家族が積極的に参画することも認証の要件に挙げられている．PCMH は，モデルとして進化を続けており，その効果の検証が，現在も多方面から進められている．今後診断エラーの観点からも，PCMH に対する評価が行われる可能性がある．こうしたプライマリ・ケア提供モデルの改良は，我が国のプライマリ・ケアでの診断エラーを含めた医療の質・患者安全の向上において，参考になる取り組みである．

2) 各論：プライマリ・ケアにおいて診断エラー予防に有効と考えられている施策

現時点では，診断エラー予防に有効な施策に関するエビデンスは十分とは言えないが，これまでの知見から，単一の施策では効果に限界があり，複数の施策を組み合わせる必要性があると考えられている（いわゆる complex intervention）．

Singh らは，先行研究のレビューを基に，プライマリ・ケアにおいて診断エラー予防に有効と考えられる8つの施策を提案した（**Box 2**）[7]．これらの施策の中でも，臨床推論に関連する取り組みなどは別稿に譲り，本稿では，近年診断エラーの領域に限らず，医療の質・患者安全において国際的に重視されるようになり，プライマリ・ケアとの親和性が高い「Patient Engagement」に関して詳しく述べる．

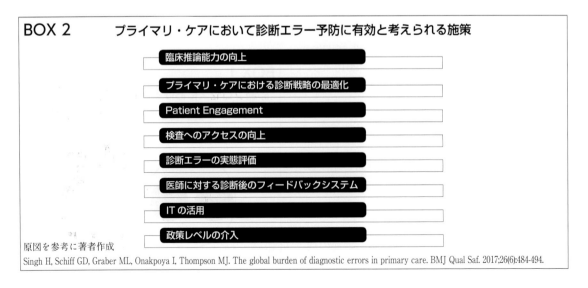

BOX 2　プライマリ・ケアにおいて診断エラー予防に有効と考えられる施策
- 臨床推論能力の向上
- プライマリ・ケアにおける診断戦略の最適化
- Patient Engagement
- 検査へのアクセスの向上
- 診断エラーの実態評価
- 医師に対する診断後のフィードバックシステム
- IT の活用
- 政策レベルの介入

原図を参考に著者作成
Singh H, Schiff GD, Graber ML, Onakpoya I, Thompson MJ. The global burden of diagnostic errors in primary care. BMJ Qual Saf. 2017;26(6):484-494.

Patient Engagement は，ケア・プロセスにおける患者・家族の参画と協働を指す．診断プロセスにおける Patient Engagement の目的は，①患者と家族に，迅速かつ正確な診断を行ううえで有益な情報を提供してもらうこと（正確・適時な診断），②ケア・プロセスにおける Shared Decision Making（SDM）(Glossary 2) の向上（患者中心性の向上）である[1]．②の「患者中心性（Patient-centeredness）」(Glossary 3) とは，「患者の意向・ニーズ・価値に応じたケアの提供」と定義され，医療の質の主要構成要素の一つとして近年重視されており[8]，例えば世界保健機関でも日本を含めた全加盟国が賛同して Integrated people-centered health services に取り組むことが決定している．SDM は，患者中心性を向上させる方法の一つである．Patient Engagement は，患者との関係性や患者中心性を重視するプライマリ・ケアにおいて，活用可能性が高い施策である．

診断プロセスにおける Patient Engagement の具体的な内容として，いくつかの例を以下に挙げる[1]．

a) 患者や家族に対し，診断プロセスに対する理解を促す機会を提供する

患者・家族が診断チームにおける中心的役割を果たすうえで，最大の障壁は，診断プロセスに対する不理解である．診断に必要な情報の種類と優先度の違い，鑑別診断という概念，診断医の思考プロセス，診断の不確実性，診断における時間の役割など，診断プロセスにおける重要事項を患者・家族と共有することは，今日では診断エラー予防に有用と考えられている（医療者は，その意義を過小評価していることが多いが）．また，診断エラー予防に有効な医療者への情報提供や質問の方法を，患者に教育する取り組みも重要であり，その例を紹介する（Box 3）．

b) 患者・家族が協働しやすい診療環境を整備する

患者・家族が，診断チームの一員として円滑に役割を発揮するためには，Patient Engagement を実施しやすい診療環境を整備する必要がある．中でも，医療者のコミュニケーションスキルの向上は重要であり，AIDET[9] などのコミュ

BOX 3　診断エラー予防に有効な患者からの情報提供と質問の例

情報提供の例	質問の例
1. 健康問題について，明確な情報を正確かつ漏れなく，医療者に伝える ・明確に：いつ症状が始まったのか，症状が改善したり悪化したりするのはどんな時か，を伝える ・正確に：伝える相手によらず，一貫した情報を医療者に伝える ・漏れなく：重要な情報は文字にして残しておく，家族の助けを借りて情報の補充をする	1. その診断は，どのくらい確かなのか？ 2. その検査の結果は，治療計画にどのように影響するのか？ 3. 診断をより確かにするために，どんな追加検査が役立つのか？ 4. 自分の場合，その診断に矛盾する症状や所見はあるのか？ 5. その診断名について学ぶうえで，おすすめの情報源はあるのか？
2. 健康問題の経過を整理する ・これまで試した治療法を伝える ・健康問題が，時間経過とともにどの様に変化してきたのか，を伝える ・家族が持っている/持っていた健康問題を伝える	
3. 健康問題に関する記録をつける ・過去の検査結果，紹介，入院の記録をつけておく ・服用している薬のリストを整理しておく ・服用している薬のリストを，受診時に携帯する	

原図を参考に著者作成
Graedon J, Graedon T. Top screwups doctors make and how to avoid them. New York: Harmony, 2011.
Kaiser Permanente. Smart partners about your health. 2012.

ニケーションツールの活用や，患者のヘルスリテラシーを考慮した個別性の高いコミュニケーションが有効である．また，SDM の促進は，Patient Engagement の目的であると同時に，診断プロセスにおける患者協働の好循環を生み出す手段の一つでもある．

c) 患者・家族に対し，診断システムの質改善への参画を促す

　医療の質改善において，現状評価による課題の抽出は有用だが，一般的に診断エラーに関する情報は追跡が困難である．患者・家族は，診断エラーを同定し，質改善に繋げるうえで重要な情報源だが，こうした情報を医療者に提供することに心理的な抵抗を持っている患者・家族は多いため，自然に診断エラーの情報は集まってこない．そのため，こうした情報の収集には，患者・家族の経験を医療者と共有する機会を計画的に創出する必要がある．患者・家族を対象に自施設の診断エラーを評価する方法として，インタビューによる患者・家族からの直接フィードバック，投書，サーベイなどが例として挙げられる．また，患者・家族に個々の事例における診断チームの一員としてだけではなく，施設における質改善チームの一員としても参画してもらい，患者側の視点を生かして，システムレベルで診断エラー予防のために協働することも有効と考えられている．

おわりに

　本稿では，海外の文献を中心に，プライマリ・ケアにおける診断エラーの実態と診断エラー予防策について概説した．今回取り上げた，診断エラーを予防する上でのキーワードは，「システムレベルでの改良」，「患者・家族とプライマリ・ケア提供者とのパートナーシップに基づく多職種チーム」，「Patient Engagement」である．診断エラーに関する研究や実践は，我が国はもとより海外でも未だ発展途上であり，今後我々が積極的に取り組まねばならない重要な課題である．

Glossary(用語解説)

1. プライマリ・ケアの特性：プライマリ・ケアに特徴的な機能．近接性，継続性，協調性，包括性などが挙げられる．
2. Shared Decision Making：患者が，医療における意思決定の分岐点で，利用可能なすべての選択肢を見渡し，専門家とのやり取りを通して意思決定を行うプロセス
3. 患者中心性（Patient-centeredness）：「患者の意向・ニーズ・価値に応じたケアの提供」と定義される．有効性，効率性，適時性，安全性，公平性に並ぶ，医療システムにおける大目標の一つに挙げられる．

Reference

1) Balogh EP, Miller BT, Ball JR. Improving Diagnosis in Health Care. National Academies Press (US), 2015.
2) Graber ML. The incidence of diagnostic error in medicine. BMJ Qual Saf. 2013; 22(Suppl 2):ii21-ii27.
3) Singh H, Meyer AND, Thomas EJ. The frequency of diagnostic errors in outpatient care: Estimations from three large observational studies involving US adult populations. BMJ Qual Saf. 2014;23(9):727-731.
4) Singh H, Giardina TD, Meyer AND, et al. Types and origins of diagnostic errors in primary care settings. JAMA Intern Med. 2013;173(6):418-425.
5) Kistler CE, Walter LC, Mitchell CM, et al. Patient perceptions of mistakes in ambulatory care. Arch Intern Med. 2010;170(16):1480-1487.
6) American Academy of Family Physicians. Joint principles of the Patient-Centered Medical Home. Del Med J. 2008;80(1):21-22.

7) Singh H, Schiff GD, Graber ML, et al. The global burden of diagnostic errors in primary care. BMJ Qual Saf. 2017;26(6):484-494.
8) Institute of Medicine. Committee on Quality of Health Care in America. Crossing the quality chasm: A new health system for the 21st century. Washington, DC: National Academies Press, 2001.
9) StuderGroup. AIDET Patient Communication. 2018. https://www.studergroup.com/aidet

海外における診断エラーに対する国家的・組織的な支援体制
Organizational and Structural Support for Prevention of Diagnostic Errors

鳥谷部 真一
Shin-ichi Toyabe, MD

新潟大学医歯学総合病院　医療安全管理部
Department of Patient Safety, Niigata University Hospital

〒951-8122 新潟市中央区旭町通1番町754番地
Eメール：toyabe@med.niigata-u.ac.jp

提言

- 診断エラーは頻度が高いにもかかわらず，他の有害事象よりも取り組みが進んでいない．
- 国家的・組織的な支援体制も，他の有害事象に比べて充実していない．
- 海外においてもこの状況は同様であり，診断エラーはこれらの点からも医療安全のNext Frontierということができる．

要旨

　診断エラーは非常に重要であるにも関わらず不明な点が多く，医療安全のNext Frontierと言われている．米国における診断エラーに対する国家的・組織的な支援体制がどの程度整っているかについて調査した．Improving Diagnosis in Health Careでは診断エラーを低減するために，8項目の目標が掲げられている．各項目への取り組みを調査したところ，他の有害事象への取り組みと比して未だ不十分な点が多いことが確認できた．

Highlight

Organizational and Structural Support for Prevention of Diagnostic Errors

Although diagnostic errors are an important source of preventable harm, relatively little is known about this type of errors. Diagnostic errors represents the next frontier of patient safety. In this article, the author surveyed organizational and structural support for the prevention of diagnostic errors in United States. The Committee on Diagnostic Error in Healthcare proposed eight goals to improve diagnosis and reduce diagnostic errors. The result of our survey showed that the efforts to achieve these goals have not yet borne fruit or brought about the expected results.

Keywords:

診断エラー (Diagnostic Errors, Misdiagnosis), 診断関連エラー (Diagnostic Process Errors)

はじめに

米国医学研究所（IOM，現在のNational Academy of Medicine）のCommittee on Diagnostic Error in Health Careによる報告Improving Diagnosis in Health Careでは，診断エラーを減らすために8つの目標が掲げられている（**Box S-1**）[1]．診断エラーとくに下記に述べる広義の診断エラーの背景要因は多岐にわたり，たった一つの対策で著効を示す特効薬のようなものは存在しない[2]．これら8つの目標のすべてにおいて，国家的あるいは組織的な支援が必要と考えられる．それぞれの目標ごとに，支援体制がどのように構築されているか，あるいは，構築されつつあるかについて述べたい．診断エラーへの取り組みは各国で違いがある一方で，国際的に共通する部分もある．実際，WHOは，プライマリケアにおける診断エラーに関して，Technical Series on Safer Primary Careシリーズの9つの特集論文のうちの1つを診断エラーに割いている[3]．しかし本稿では，リソースが充実していて情報量が多い米国を例に挙げて述べることとする．各目標は互いに関連があるが，重複した説明はできるだけ避けるようにしたい．

目標1：診断エラーを回避するための医療スタッフ，患者，家族のチームワーク

前述のCommittee on Diagnostic Error in Health Careは，Diagnostic Errorの定義を，①患者の健康上の問題についての理由づけが正確かつタイムリーに行われない，あるいは，②その理由づけが患者に伝えられないこと，とした[1]．①は診断の正確性と適時性の重要さを踏まえた定義である．医師の認知過程が果たす役割が大きく，狭義の診断エラーということができる．定義にあえて②を明記したのは，情報を受け取る患者の立場を重視したためである[1]．診断過程は医師の頭の中だけの作業ではなく，患者も含めた医療チームによる作業であることを強調したものである．狭義の診断エラーと区別する場合は，①②を合わせて「診断関連エラー」と呼んだ方が良いのかもしれない[4]．①の医師の診断にあたっては，患者や家族からの情報収集，情報を統合して暫定的な診断を下す過程における他医療スタッフとの協力・連携など，患者を含めた関係者間のチームワークが欠かせない．②では，他医療機関のスタッフも含めたさらに多くのスタッフとの連携や，医療スタッフと患者とのコミュニケーションが重要にな

BOX S-1　診断過程を改善し診断エラーを減らすための8つの目標（文献[1]を参考に著者作成）

目標1	診断過程における医療スタッフ，患者および家族の効果的なチームワークを促進する
目標2	診断過程における医療スタッフの教育と訓練を促進する
目標3	診断過程において，医療ITによる患者および医療スタッフのサポートを促進する
目標4	診断エラー事例やそのニアミス事例を検出し，事例に学び，診断エラーを減らすための方策を作り出し活用する
目標5	診断過程を支援し，診断の質を向上させる体制を構築し，文化を醸成する
目標6	診断エラー事例やニアミス事例から学び診断の質を向上させるために，事例報告を促す環境を創るとともに，賠償責任制度を構築する
目標7	診断過程を支援するように，診療報酬支払制度や，医療およびケアの供給体制を設計する
目標8	診断過程や診断エラーに関する研究のための基金を創設する

る．外科系診療科に入院した患者は平均26.6名の医療スタッフと接触するという[5]．連携が円滑でなければ，診断エラーのリスクが高まる．患者・家族を含む医療チーム内のコミュニケーションやチームワークは，診断エラーの回避に重要である．中でも，診断過程への患者参加と，医療チームのチームワークの2点がポイントになる．

診断過程への患者参加を促す組織的な取り組みとしては，診断に必要な情報を患者が漏れなく医療スタッフに伝えるためのツールが開発されており，患者に対しても周知されている．たとえばInstitute for Healthcare Improvement（IHI）によるAsk Me 3（正しい診断を知るための重要な3つの質問）[6]，Getting the Right Diagnosisチェックリスト[7]，Speak Up[8]などが挙げられる．Agency of Healthcare Research and Quality（AHRQ）からも，診断エラーを回避するためのツールが提案されている[9]．患者が積極的に診断過程に関与するという点で，患者が5つのバイタルサインを継続的にモニターすることで，13の疾病を診断できるような診断装置を開発しようという，Qualcomm Tricorder X Prize[10]の取り組みは興味深い．Xプライズ財団が主催し，診断装置の開発者に賞金が出る．ちなみに，Tricorderとはスタートレックに登場するマッコイ医師が使う診断装置で，患者にかざすことによって患者の健康状態がわかるというものである．

一方，患者を含む医療チームのコミュニケーションやチームワークは，正確な情報を得て診断エラーを回避することに重要であるばかりでなく，診断エラーの定義②においても重要である．患者と医療スタッフとのコミュニケーションについては，Academy of Communication in Healthcare[11]や，International Association for Communication in Healthcare[12]のリソースが充実している．一方，近年の医療安全管理の分野では，コミュニケーションやチームワークは，訓練して身につけるスキルであると考えられている．スキルを身につけるためのトレーニングプログラムとしては，たとえばAHRQなどが開発したTeamSTEPPSがあり[13]．AHRQはTeamSTEPPSの導入を全米に拡大している．同サイトには，独習でTeamSTEPPSの教育指導者となるための教材が提供されている．

目標2：診断過程における教育・訓練の強化

大学医学部の卒前教育およびその後の卒後教育において，医師が診断を下す意思決定過程（medical decision making）や臨床推論（clinical reasoning），それらに影響を与えるヒューリスティックスや様々なバイアスについての教育は，過去においてはほとんど行われてこなかった[14]．しかし，上記の通り，狭義の診断エラーにおいては，医師の認知過程のエラーが大きな役割を果たしており，診断エラーに対処するうえで，医師の認知過程の理解は必須である．そのため，医師の臨床上の意思決定，診断過程における認知の仕組みをカリキュラムに組み込む大学も増えてきた[15]．一方，卒後教育においては，様々な学会から医師の認知，意思決定，臨床推論に関する資料が公開されている．Society for Medical Decision Making[16]，Society to Improve Diagnosis in Medicine[17]では，web上に医師，患者，研究者，教育者を対象に診断過程に関する膨大な資料を提供している．Society to Improve Diagnosis in Medicineからは，医師を対象に臨床推論に関する資料であるClinical Reasoning Toolkitが公開され，患者向けにはPatient Toolkit for Diagnosisが用意されている．American Board of Medical Specialistsによる専門医の認定や，認定更新（Maintenance of Certification, MOC）では，診断に関するコンピテンシーも評価されている[18]．

目標3：診断過程への情報通信技術（ICT）の活用

理想を語れば，Human-Machine Interfaceに優れて，ヒューマンエラーを起こしにくく，診療情報の共有が滞りなく行え，臨床上の意思決定を支

援する（Clinical Decision Support System）医療情報システムが望まれる．ディープラーニングを含む人工知能による支援も臨床現場に導入されつつある．しかし，このようなシステムを各ベンダーが独自に開発していては非効率であり，多ベンダーによって共通システムを開発するような体制が望ましい．これには国家的・組織的な支援が必須である．米国では連邦政府，Office of the National Coordinator for Health Information Technology（ONC）の主導の下，医療・健康分野ICTのインフラ整備が進められている[19]．また，各ベンダーが独自の電子カルテ（Electronic Medical Record, EMR）を作成していては，他医療機関の診療情報や，患者個人が保持している健康情報が参照できない．他医療機関からの紹介，他医療機関への逆紹介といった，診療やケアのつなぎ目の場面でのコミュニケーションはとくに重要である．このような場面での情報伝達に不備があれば，適切な診断を行うための情報を欠くことになる．さらに近年は，スマートフォンやスマートウォッチなど，モバイルデバイスを使って患者個人で管理している健康情報も重要度を増している．モバイルウォッチによる血糖管理[20]などがその例である．従来のEMRではなく，Electronic Health Record（EHR）として，その患者の健康や診療に関する情報を一元的に統合管理することが望ましい．米国ではEHR導入に向けてMeaningful Use[21]基準を満たした医師や医療機関では，財政的なインセンティブが受けられるようになっている．段階的なインセンティブ付与であった2009年のHealth Information Technology for Economic and Clinical Health（HITEC）法から，2015年にはMedicare Access and CHIP Reauthorization Act（MACRA）では，診療の質を評価して診療報酬が支払われるMerit based Incentive Payment System（MIPS）において，認定EHRの使用が必要とされている．このようなインセンティブによって急速にEHR導入の動きが進んでいる．

診療情報の電子化が進むにつれ，電子的な診療情報を，医療スタッフ同士，医療スタッフと患者の間で共有し，患者が自らの診療経過記録を含めた診療記録を閲覧できるようにするOpen Notes[22]のような取り組みが行われている．診断エラーの回避につながる取り組みである．この場合の診療記録は，他の医療機関や患者自身が持っている健康情報も含むEHRである．日本においても，接続医療機関の間で患者のEHRを共有し，患者にも診療情報が開示されるような，千年カルテプロジェクトが進められている[23]．

一方，人工知能（AI），Deep Learning, Machine Learningを診断過程や診療における意思決定支援に活用する取り組みが加速している[24]．この分野での国家的・組織的取り組みとして，2016年にホワイトハウスは将来のAI活用に備えた準備のためのワークショップ開催を宣言し[25]，同年，National Science and Technology CouncilからAIの研究や開発に関する戦略プランが発表された[26]．

目標4：診療現場において診断エラー事例を検出し，事例に学び，診断エラーを減らす取り組み

医療に関連した有害事象を検出するために，医療安全管理の分野では様々な方法が開発されてきた．一般的に用いられる方法としては，インシデントレポート，カルテ監査（チャートレビュー），IHIが開発しカルテ監査に基づいたGlobal Trigger Tool（GTT）[27]，AHRQが提唱するPatient Safety Indicator（PSI）[28]などがある．それぞれの方法には一長一短があり，複数の方法の併用や，有害事象の種類に適した方法を使用する必要がある．ところが，診断エラーの検出には，確立した方法はない．このことが診断エラーの調査や研究を行ううえで最大の障害になっている[1]．GTTには診断エラーを検出するためのtriggerは設定されておらず，AHRQが提唱するPSIにも診断エラーは項目に挙がっていない．新たな検出方法の開発が望まれる．その点で，2017年のNational Quality Forum（NQF）のImproving Diagnostic Quality Safety委員会

で提唱された，Symptom-Disease Pair Analysis (SPADE) による調査方法[29]が注目される．このNQFは，医療の質の評価を通じて質向上を促すことを目的としている非営利団体で，診断の質と安全の向上についても取り組んでいる[30]．このようなBig dataの活用は診断エラー検出において新たな治験をもたらすものと期待される[31]．

診断エラー事例から学ぶ方法としては，Mortality and Morbidity conference（M&M カンファレンス）がある．M&Mカンファレンスは通常自施設内で行われるが，M&Mカンファレンスをあまり行っていない施設に勤務する医師にとって，また，たとえ自施設で行われていたとしても他施設のM&Mカンファレンスは格好の学習の機会になると考えられる．AHRQではオンライン上のPatient Safety Network (PS Net)で，M&Mカンファレンス（WebM&M）を行っている[32]．Diagnostic errorsというカテゴリで指定すると，診断エラー事例も多数登録されていることがわかる．各事例の内容に応じた診療領域や医療安全の専門家から，根拠に基づいた事例の解説や再発防止策が提示されていて，大変参考になる．診断エラー事例のM&Mカンファレンスでは，しばしば必要な検査や画像診断が行われていなかった，施行した方が良かった，という結論になることがある[32]．しかし単に情報量が多ければ良いというものではない．診断的価値が低い検査結果は診断エラーを引き起こす恐れがある．診断過程を混乱させるような，診断的意義が低く不要な検査は差し控えるべきである．米国内科専門医機構（ABIM）などが始めたChoosing Wisely Initiative キャンペーン[33]は，臨床的な意義が低く推奨しない5つの診療行為を各学会に挙げさせるという取り組みである．現在は全米の80を超える学会がパートナーとしてこの活動に参加している．

診断エラーを繰り返さないためには，診断を下した医師へ，最終的な診断結果のフィードバックが必要である．フィードバックがなければ，医師は自らが下した診断が適切だったかを知るすべもなく，診断スキルの上達や診断過程の改善は図れない．病診・病病連携の推進や，その患者のすべての健康情報を統合する，前述のEHRの取り組みがこの問題の解決につながると考えられる．フィードバックという点からは，医用画像診断の分野で，American College of Radiologyが運営しているRADPEERが例として挙げられる[34]．

RADPEERでは画像診断のピア・レビューシステムであり，診断結果の妥当性についてフィードバックが得られることになる．

目標5：診断過程を支援する体制構築と組織文化醸成

診療やケアの連続性が途切れるところでは，情報の伝達も不備になりがちである．とくに他医療機関からの紹介や逆紹介の際に必要な情報が伝達されないことで，診断に悪影響を及ぼす恐れがある．紹介したプライマリケア医に対して，紹介を受けた医師は専門的な意見を返したり，EHR上で情報を共有したりして，情報の連続性が途切れないようにする（Closing the Loop）必要がある．この過程を促進するために，PCPI（前身はAmerican Medical Associationが召集したPhysician Consortium for Performance Improvement）とThe Wright Center for Graduate Medical Educationは，Closing the Referral Loop Projectを行った[35]．ONCによる360X Projectは，異なるベンダーのEHRの間でも，紹介・逆紹介の際の情報伝達が円滑に行えるための情報基盤の構築を促進しようというものである[36]．

診断を行ううえで診療ガイドラインの存在は大きく，診断エラーを回避する上で，診療ガイドラインを容易に参照できる環境は重要である．米国ではAHRQの後援でNational guideline clearinghouse (NGC)がインターネット上に膨大なデータベースを公開して，診療ガイドラインやその要約を容易かつ無料で参照できる環境をこ

れまで提供してきた．NGC は 1997 年に開始された，いわば老舗であり，1999 年からはインターネットで公開され，診療ガイドラインの普及や導入に大きな役割を果たしてきた．しかし，政府の予算が打ち切られたために，2018 年 7 月をもって閉鎖された[37]．運営を引き継ぐ後継団体の候補が挙げられているが，本稿を書いている時点ではまだ未確定である．診断エラー回避に逆行する残念な経緯となっている．

医師が診断エラーを起こしたとしても，早期にそのエラーを検出して，被害を最小限に抑えることが望ましい．このように，診断過程におけるレジリエンスを高めるためには，診断結果の他者によるチェックや，診断結果に対する患者の情報アクセスを高めたりすることが考えられる．前者の例としては，前述した RADPEER によるピアレビューが挙げられ，後者の例としては，これも前述した OneNote のような取り組みが挙げられる．

目標 6：診断エラー事例の報告システムの開発，事例報告を促すような仕組み

診断エラー事例に学ぶためには，診断エラー事例を共有して議論しあう場が必要である．そのためには，他の領域のインシデントレポートと同様，診断エラーのインシデントレポートも，懲罰や人事評価等に用いられることがないような担保や，法的な保護が必要である．米国では，2005 年に Patient Safety and Quality Improvement Act（PSQIA）が成立し，医療機関からの事例報告を受けて分析する Patient Safety Organization（PSO）[38] の設置が認められた．PSO に報告される事例は，訴訟手続きの過程での開示の対象外になっている（ただし，一部でこれに反する動きもある）．医療訴訟の中で診断エラーが占める割合が大きいことから，この点は重要である．PSO は Department of Health and Human Services から認証を受けて PSO リストに登録され，現時点で 84 の団体が登録されている．AHRQ では有害事象を報告する際の共通フォーマットを提案し，PSO からの報告を受け付けている．ただ，誤薬，院内転倒，肺血栓塞栓症などの共通フォーマットはあるが，本稿を書いている時点では，診断エラーに特化した共通フォーマットは作成されていないようである．

目標 7：診断過程を積極的に評価する診療報酬制度

診療報酬の出来高払い制度（FFS）は，診断過程が適切だろうがそうでなかろうが，行った診療行為に多寡に応じて診療報酬が支払われる．当然のことながら，過剰医療のリスクを伴う．過剰な検査によって情報量は増えるかもしれないが，診断に資するような検査かどうかが問題である．診断的価値が低い検査が行われ，本来はとくに介入する必要がないような疾患を過剰に診断するという診断エラーを起こす危険がある．Choosing Wisely キャンペーンに関しては前述した通りである．診療報酬支払い制度を変更して，FFS 以外の仕組みを導入することで，これら診断エラーを減らすことができるかもしれない．2015 年には前述した MACRA 法が施行され，医療の質や価値に基準を置いた診療報酬体系 MIPS が導入された．MIPS による診療報酬支払いは，4 つのカテゴリの診療実績に従って決定される．4 つのカテゴリとは，診療の質の指標の報告，診療の質に応じて診療報酬支払いを調整する Value-based Payment Modifier[39]，先に述べた Meaningful Use 基準を満たした EHR の導入，診療における改善活動の 4 つである．これらは，FFS という診療の量に応じた診療報酬支払いから，診療の質に応じた診療報酬支払いを目指したものである．これによって過剰医療，過剰診断が回避される方向にインセンティブがはたらくものと考えられる．ただし，このインセンティブは，本来は行う必要があった検査が行われないことによる診断エラーにつながりかねないという，逆のリスクもはらんでいる．

目標8：診断エラーの研究を支援する基金の創設

過去においては，診断エラーに関する研究を支援する基金はほとんどなかった．せいぜい，外来診療における診断エラーに関して，2015年にAHRQが2つの基金を創設した程度である[40]．そうなった背景には，診断エラーの特殊性があると考えられる．様々な学会や行政組織は疾病や臓器別に構成されており，特定の疾病の診断や治療に関しては，多くの基金が設立されて充実している．これに対して，診断エラーの研究・調査は疾病を横断して行う学際的な取り組みが必要であり，おそらくはすべての疾患，多様な健康状態を対象とするものである．そのため，基金の対象になることはなく，国家あるいは政府をはじめとした各種団体が出資している基金は決して多いとは言えない現状である．しかし，IOMが出版したImproving Diagnosis in Healthcare自体，多数の団体による基金から支援を受けて2014年に完成したものである．さらに，合衆国 Department of Health and Human Services は前述のNQFに基金を供出して，IOMのImproving Diagnosis in Healthcareレポートの取り組みを前進させるべく，Improving Diagnostic Quality and Safety 委員会を開催し，conceptual framework for measuring diagnostic quality and safetyレポートを報告している[41]．また，診断エラーの重要性と，調査研究が進んでいない未開拓の分野であることが知られるにつれて，診断エラー研究に関する基金を創設したり，出資したりする動きが出てきている[42]．Society to Improve Diagnosis in Medicineの Webに，これらの基金に関する情報が載っている[43]．

ちなみに，本邦においては，科学研究費助成事業データベース（KAKEN）で検索すると，診断エラーあるいは診断関連エラーをキーワードとする研究はわずか4件にすぎなかった[44]．同様に，厚生労働科学研究成果データベースで該当する研究は皆無であった[45]．研究に対する公的支援という点においても，診断エラー研究は医療安全管理上の未開拓の領域，Next Frontier ということができよう[46]．

References

1) Engineering, and Medicine National Academies of Sciences. Improving Diagnosis in Health Care. 1st ed. National Academies Press, 2015.
2) Singh H, Schiff GD, Graber ML, et al. The global burden of diagnostic errors in primary care. BMJ Qual Saf. 2017;26(6):484-494.
3) http://apps.who.int/iris/bitstream/handle/10665/252410/9789241511636-eng.pdf;jsessionid=3486BFBF602428304AF014211ED11D75?sequence=1
4) 相馬孝博．見落とし・遅れ・誤診—診断関連エラーという未開拓地．病院．2018;77(2):142-146.
5) Whitt N, Harvey R, McLeod G, et al. How many health professionals does a patient see during an average hospital stay? N Z Med J 2007;120(1253):U2517.
6) http://www.ihi.org/resources/Pages/Tools/Ask-Me-3-Good-Questions-for-Your-Good-Health.aspx
7) https://www.npsf.org/page/rightdiagnosis
8) https://www.jointcommission.org/topics/speak_up_preventing_medicine_errors.aspx
9) https://www.ahrq.gov/professionals/quality-patient-safety/diagnostic-safety/tools.html
10) https://tricorder.xprize.org/
11) https://www.achonline.org/
12) https://www.each.eu/
13) https://www.ahrq.gov/teamstepps/instructor/index.html
14) Sandhu H1, Carpenter C, Freeman K, et al. Clinical decisionmaking: opening the black box of cognitive reasoning," Ann Emerg Med. 2006 Dec;48(6):713-9., 2006.
15) https://medicine.dal.ca/departments/core-units/DME/critical-thinking.html
16) http://smdm.org/
17) https://www.improvediagnosis.org/

18) https://www.abms.org/
19) https://www.healthit.gov
20) Osborn CY, van Ginkel JR, Marrero DG, et al. One Drop ¦ Mobile on iPhone and Apple Watch: An Evaluation of HbA1c Improvement Associated With Tracking Self-Care. JMIR Mhealth Uhealth. 2017;5(11):e179.
21) https://www.cdc.gov/ehrmeaningfuluse/index.html
22) https://www.opennotes.org/
23) Kimura E, Kobayashi S, Kanatani Y, et al. Developing an electronic health record for intractable diseases in Japan. Stud Health Technol Inform 2011;169:255-9.
24) Stead WW. Clinical Implications and Challenges of Artificial Intelligence and Deep Learning. AMA. 2018 Aug 30.
25) https://obamawhitehouse.archives.gov/blog/2016/05/03/preparing-future-artificial-intelligence
26) https://www.nitrd.gov/PUBS/national_ai_rd_strategic_plan.pdf
27) http://www.ihi.org/resources/Pages/Tools/IHIGlobalTriggerToolforMeasuringAEs.aspx
28) http://www.qualityindicators.ahrq.gov/modules/psi_resources.aspx
29) Liberman AL, Newman-Toker DE. Symptom-Disease Pair Analysis of Diagnostic Error (SPADE): a conceptual framework and methodological approach for unearthing misdiagnosis-related harms using big data. BMJ Qual Saf. 2018;27(7):557-566.
30) http://www.qualityforum.org/Project Description.aspx?projectID=83357
31) Mane KK, Rubenstein KB, Nassery N, et al. Diagnostic performance dashboards: tracking diagnostic errors using big data," BMJ Qual Saf. 2018 Jul;27(7):567-570, 2018.
32) https://psnet.ahrq.gov/webmm
33) http://www.choosingwisely.org/
34) https://www.acr.org/Clinical-Resources/RADPEER
35) https://www.thepcpi.org/page/CRL
36) http://confeval.siframework.org/display/360XTesting/360X+Implementation+Guide#id-360XImplementationGuide-2.1.2ONCCertificationRequirements
37) https://www.ahrq.gov/gam/updates/index.html
38) https://www.pso.ahrq.gov/
39) Joynt Maddox KE, Epstein AM, Samson LW, et al. Performance And Participation Of Physicians In Year One Of Medicare's Value-Based Payment Modifier Program. Health Aff (Millwood). 2017;36(12):2175-2184.
40) https://www.ahrq.gov/professionals/quality-patient-safety/diagnostic-safety/funding.html
41) http://www.qualityforum.org/Improving_Diagnostic_Quality_and_Safety.aspx
42) https://www.coverys.com/About-Us/Corporate-Social-Responsibility/Grants-For-Improving-Diagnostic-Accuracy
43) https://www.improvediagnosis.org/page/projects
44) https://kaken.nii.ac.jp
45) https://mhlw-grants.niph.go.jp/niph/search/NIST00.do
46) Newman-Toker DE, Pronovost PJ. Diagnostic errors--the next frontier for patient safety. JAMA. 2009;301(10):1060-2.

ジェネラリスト教育実践報告

1　人間の可塑性と可能性

2　済生会熊本病院の医療の質改善活動

3　「地域医療マインド」を育む off-the-job training による
　新入職員多職種研修

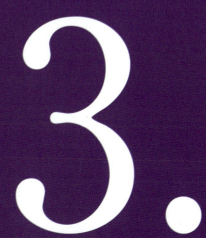

ジェネラリスト教育実践報告
人間の可塑性と可能性
The Plasticity and Possibility of Human-beings

本永 英治
Eiji Motonaga

沖縄県立宮古病院　総合診療科　リハビリテーション科
Division of General Medicine, Department of Rehabilitation
Okinawa Prefecture Miyako Hospital

Recommendation
1) 人間には潜在能力として外部環境に自分自身の内部環境を適応させることのできる能力，つまり可塑性が備えられている．
2) ひとりひとりの人間は階層化された生物心理社会・BPSモデルの中の生体システムの中で複雑に絡み合いながら存在し，神経 - 免疫 - 内分泌，遺伝子 - 酵素 - サイトカインなどの生体内物質で繊細に制御調節されている．
3) 人間の可塑性を利用し疾患を克服していくには，立ち向かう個人の強い意志はもちろん汎抵抗資源の活用と小さな気づきや気配りなども重要な因子である．

抄録
　人間は階層化された生物心理社会BPS（biopsychosocial）モデルの中の生体システムの中で存在し，ミクロの世界では細胞，分子レベル，マクロの世界では家族，地域コミュニティ，社会の中で複雑に絡み合いながら，また外部環境には開かれた状態で存在している．このように人間の身体は外部からの情報や刺激に反応し遺伝子再構成を行い，酵素や神経・内分泌（ホルモン）・免疫系のネットワーク，細胞間サイトカインネットワークなどによる制御調節分子機構により合目的な生体システムが創出できるような能力も持ち合わせているといえる．私たち医療従事者は，病気（やまい）と立ち向かう患者と家族に対して，病気（やまい）を克服する身体条件，つまり可塑性が元来備わっていることを伝え，社会的資源を含む汎抵抗資源と栄養条件を整えながら，BPS生体システムの中でサポートしていくことが重要である．

Highlight
The Plasticity and Possibility of Human-beings
Human-beings are beings in biological systems such as the hierarchized BPS (biopsychosocial) Model. Such systems are complicated and intertangeled. In the Microworlds, there are Cell and Molecular levels and in the Macroworlds are Families, Local Communities, and Human Societies that are open to the outside environment.
We can say that human beings have the ability of gene reconstruction for reacting to outside

information and stimulation of the founding of purposely-designed biological systems by feedback molecular regulatory systems which consist of enzymes, neurotransmitters, hormones, immune systems and intercell cytokaine network systems.

One of our missions as health care professionals is to tell patients and their families that one way of overcoming illness is to have a plasticity of body abilities primitively. They can support intergratively in the BPS biological systems to give a comfortable environment and promoting general resistance resources such as social resources and good nutrition states.

Key Words

可塑性 (plasticity), 遺伝子の再構成 (gene reconstruction), 汎抵抗資源 (general resistance resources), 生物心理社会モデル [BPS(biopsychosocial) model], 生体システム (biological system)

はじめに

マックウィニー (McWhinney) の家庭医療学の書の中に次のような箇所があります．「人間は自立し，成長し，適応し，再生し，そして形と機能を維持し，年をとって死んでいく」[1]．この言葉の流れはまるで変化していく人間の自然史を語っています．

35億年前に生命が誕生してから，猿人が登場してくるのが400万年～300万年前，原人が登場してくるのはおおよそ60～50万年前です．その歴史の中で人間ひとりひとりは，様々なストレスを乗り越えてきた人類としての遺伝子を親から受け継ぎ持っています．DNAにある遺伝子情報は，RNAを通してアミノ酸の配列を決定しているだけで，発生・分化の過程や臓器の機能は遺伝子のプログラムには記載されておりません．アミノ酸配列によって構成された種々の蛋白質の自律的な自己運動と自己組織化による制御調節分子機構により，合目的な生体システムが出来上がっているのです．

人間の可塑性と可能性への道

宇宙船に乗って重力のない空間で生活していた宇宙飛行士が，地球に生還したときにみる光景があります．地上に立てない姿です．廃用性筋萎縮，特に抗重力筋の機能低下などが想定されますが，もうひとつの要因も考えられております．姿勢変換時の血圧調整は前庭－血圧反射（重力環境）と頸動脈洞，大動脈弓圧受容体と心房伸展圧受容器反射の協働によると考えられています．宇宙滞在時には，内耳前庭系の神経が無重力環境で可塑性を起こし血圧調節に働かなくなり，地球返還時には，内耳前庭系機能の消失のため姿勢変換時の血圧調整が働かないことで起立性低血圧を引き起こし立てなくなってしまいます．しかし重力のある地球上で環境に適応して，再び内耳前庭系の神経可塑性が起こり，地球上で立つことができるようになると考えられています[2]．

環境による影響を受け，その情報が遺伝子に伝えられ，外部環境に応じた遺伝子の再構成は期待できるのでしょうか．この可能性を持っているのは，特に脳神経システムと免疫システムといえます．

脳神経システムは，五感による知覚の刺激と言語によるコミュニケーションにより，外部から常に刺激を受けています．これらは情報として脳細胞に記憶され蓄積されていきます．蓄積された情報は情報価値構造を形成し（ネットワーク化），その中で情報の再構築を行っています．その再構築の本質は神経シナプスのネットワーク，つまり可塑化でもあります．新しくできた情報神経ネットワークは，シュミレーション機能を持ち，思考のパラダイムの変化を生み，新しい科学，芸術，学問，意味・概念へと発展します[3][4]．このことは人間の脳の限りない自己創出系の発展への可能性を思わせます．

免疫システムは外部からの侵入者（ウィルス，抗原など）に対しての抗体を限りなく作りだせる機能をＢリンパ球，Ｔリンパ球ともに持ち備えています．Ｂリンパ球細胞膜表面抗体，Ｔリンパ球細胞膜表面抗体は，地球上にある何億という異物抗原に対して，遺伝子の組み換え，再構成を繰り返しながら，多様性に新しい抗体を作り出せる後天的な機能を持ち備えているのです[5]．

　さらにすべての細胞は，細胞間や表面にある特殊な蛋白質や細胞膜にある受容体蛋白で細胞間同士，外部からの刺激を情報として受け取り，細胞質内にある生体内物質を通して細胞核内・遺伝子に連絡をし，外部環境に適応できるようにその都度調整を行っています[6]．

　このように，人間の身体は外部からの情報や刺激に反応し遺伝子再構成を行い，酵素や神経・内分泌（ホルモン）・免疫系のネットワーク，細胞間サイトカインネットワークなどによる制御調節分子機構により，合目的な生体システムが創出できるような能力も持ち合わせているといえるのです．

　人間には，潜在能力として外部環境に応じて適応していく能力を持ち合わせいる可能性があります．どのように可塑性としての潜在能力を有効に引き出し，遺伝子に組み込まれた形と機能を維持しようとするのでしょうか．ストレスのない心身状態，病気（やまい）に立ち向かう強い心は不可欠です．またそれを支える家族や職場仲間などの理解と協力，経済的な支援体制など，汎抵抗資源[7]の利用も重要になります．汎抵抗資源とは，特定ではない多様なストレッサーに対応する種々の資源のことをいい，健康維持と疾患からの回復の両方に重要となります．汎抵抗資源として大事なものの中に，何気ない小さな気づきや気配りなども，病む人の心に響き，大きな勇気と病（やまい）に立ち向かうこころを育むことだろうと，日々の診療の中で感じております．また病気（やまい）と立ち向かう身体側の条件として栄養，特に蛋白質の補給は重要と考えられます．低栄養状態では可塑性による病気（やまい）からの回復の確率は少なくなると考えられます．

まとめ

　人間は，階層化された生物心理社会（biopsychosocial；BPS）[8]モデルの中の生体システムの中で存在し，ミクロの世界では細胞，分子レベル，マクロの世界では家族，地域コミュニティ，社会の中で複雑に絡み合いながら，また外部環境には開かれた状態で存在しています．このように人間の身体は外部からの情報や刺激に反応し遺伝子再構成を行い，酵素や神経伝達物質・内分泌（ホルモン）・免疫系のネットワーク，細胞間サイトカインネットワークなどによる制御調節分子機構により合目的な生体システムが創出できるような能力も持ち合わせているといえるのです．

　私たち医療従事者は，病気（やまい）と立ち向かう患者と家族に対して，病気（やまい）を克服する身体条件，つまり可塑性が元来備わっていることを伝え，社会的資源を含む汎抵抗資源と栄養条件を整えながら，BPS生体システムの中でサポートしていくことが使命です（**Box 1**）．

文献

1) McWhinney. Textbook of Family Medicine – the biological basis of family medicine – fourth edition, revised by Thomas R. Freeman；Oxford UP：126-128, 2016
2) 森田啓之．宇宙で快適に生活するために．巧みな体のしくみ－ヒトの生存を脅かす要因と生き残り戦略－改訂第3版，長野功 高橋優三, 他編, 三恵社, 15-19, 2013
3) ジャック・モノー（渡辺格 村上光彦訳）：偶然と必然－未開拓の領域－, みすず書房, 160-186, 1985
4) 三石巌全業績 26. 偶然と必然－未開拓の領域－, 現代書林, 187-212, 1984
5) Kenneth Murphy, Casey Weaver：抗原認識. Janeway's Immunobiology（免疫生物学）原著第9版 監訳 笹月健彦，吉開泰信，南江堂, 139-172, 2019
6) Julian Lewis, Bruce Alberts, et al. 細胞のシグナル伝達. Molecular Biology of The Cell（細胞の分子生物学）第6版 監訳：中村桂子・松原謙一, Newton Press, 813-888, 2017
7) マクウィニー 家庭医療学 上巻，訳 葛西龍樹 草場鉄周. 健康増進と疾病予防－健康増進の連続性－, ぱーそん書房, 271-303, 2013
8) McWhinney：Textbook of Family Medicine – Self-Organizing Systems – Fourth Edition ,Revised by Thomas R. Freeman；Oxford UP：128-131, 2016

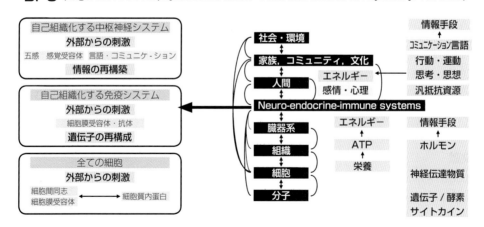

BOX 1　BPS モデルと外部環境に開かれた生体システム

ひとりの人間は各々の階層化された生体システムの中で存在しています．ミクロでは分子レベル，細胞レベル，マクロでは家族，地域コミュニティ，社会などの階層があげられ，それぞれ独立した関係ではなく，外部環境に開放され，複雑に影響しあいながら神経-免疫-内分泌系システムで調節されています．ミクロの世界のエネルギー源は栄養摂取から得られるATP（アデノシン三リン酸）であり，マクロでは個人の思考・思想なども活動のエネルギーになり得ます．

編集委員コメント

高橋 優三

岐阜大学名誉教授,兵庫医科大学客員教授

　ジェネラリストとして日々の診療にあたっていて,何が仕事のモチベーションを上げるか.これは医師によって異なるが,やはり患者の回復を手伝ったという達成感が最大であろう.もうひとつは医師という science consumer として患者の病態生理に発見があったときの興奮,つまり知的好奇心を満足させたときもしれない.特にジェネラリストは,患者個人の中の病態生理を考えるだけではなく,家庭や社会の状況が患者に及ぼす影響に直接接する立場であるので,個と全体を相互的に捉える視点が必要となる.

　本論文では,短い文章の中に極めて重要な内容が多彩に述べられている.個々の記載は日本で医学教育を受けた医師なら知っているはずの人体生理・病理の基礎医学関連であるが,従来にない捉え方なので,初心者には論点が定まらない難解な文章と思ってしまうかもしれない.しかし文脈は,人間の体が外的な変化にどのように対応(可塑性)できて,個体として,種族として生存を続けられる(可能性)のか,それを分子⇔細胞および,細胞⇔人間個体の相互関係で,具体的な例を挙げつつ,見事に説明している.人間が持つこの柔軟な対応能力も,ときに破綻するが,それは病気として表現される.日本の医学教育では physician scientist 育成に近いような教育が行われるが,これは巧妙な人体の仕組みを知ることが,日々の患者診療をより深くする意味もある.

　さらにジェネラリストにとって重要なことは,この人体内の巧妙な自律システムが人体内だけの閉鎖系の反応ではなく,社会や家庭の歪みも影響する開放系の反応という視点である.この個人⇔社会の相互関係の本当の理解は,日々の診療を通して体験的に学ぶものであって,学校教育で学べるものではない.

　なぜジェネラリストの道を選んだか,人さまざまであろう.ジェネラリストの仕事を通して学べることは壮大である.ぜひ,この論文から,視る目を養ってほしい.視る目さえ身につけば,若いときも年配になっても,きっと知的に豊かな医師人生を送れるはずである.

引用文献

Hideki Wakabayashi, Luis A. Diaz, David Rubenstein, Alan Lefor, Yasuo Kitajima, Yumi Aoyama, Yasuyuki Suzuki, Yuzo Takahashi, Nobutaro Ban. Opinion Three essential conditions to cultivate physician scientists. 医学教育. 2009;40(6): 433-437.

ジェネラリスト教育実践報告
済生会熊本病院の医療の質改善活動
―TQM 部が考える Choosing Wisely―

To provide high quality medical care in Saiseikai Kumamoto Hospital：
Choosing Wisely campaign by the department of Total Quality Management: TQM

村中 裕之[*1], 原武 義和[*1,3], 中尾 浩一[*2]
Hiroyuki Muranaka, Yoshikazu Haratake, Koichi Nakao

[*1] 済生会熊本病院 TQM 部
Department of Total Quality Management, Saiseikai Kumamoto Hospital
[*2] 済生会熊本病院病院長
President and Chief Executive Officer, Saiseikai Kumamoto Hospital
[*3] 済生会熊本病院副院長
Vice President, Saiseikai Kumamoto Hospital

Recommendation

1) 新規技術・高度医療といった「質の高い医療」を提供することは重要であるが，一方で，医療を提供する犠牲（有害事象，身体的・心理的負担，時間，コストなど）を削減することも重要である．TQM 部では「医療に伴う犠牲を減らす」ことに重点を置いて「価値の高い医療を提供する」ために日常業務を行っている．
2) Choosing Wisely の「限られた医療資源を適正に分配する」という考えは，「価値の高い医療を提供する」という点で TQM 部の活動方針と共通する．また，CW の実施には患者・家族が納得する説明を行うことが肝要である．
3) 医療安全上問題になる事案が発生した場合，医療安全担当者が主導して M&M カンファレンスを開催する．M&M カンファレンスには関連部署の責任者・スタッフが集まり，根本原因分析：Root cause analysis (RCA) の手法を用いて検討し再発防止策を立案する．

抄録

TQM 部は，医療の質向上を目的として日常業務を行っている組織である．その業務は主として医療安全・感染管理に関する有害事象の情報を集約し，分析し，リスクアセスメントを行い，優先順位をつけ，システムを整えて，プロアクティブな活動を行うことである．また，医療の質改善活動を数値化し，管理部門および当該部署へ定期的に情報を発信することで各部署の改善活動をサポートしている．有害事象が起きた場合には，RCA（根本原因分析）の手法を用いて分析し，当該部署が再発防止策を検討するサポートも行う．

TQM 部の活動は，主に「医療に伴う有害事象を減らす」ことに重点を置いて「医療の価値」を上げる活動であり，その考えは「限られた医療資源を適正に分配する」という Choosing Wisely の考えと共通する．

この様な病院の質改善の考えは医療者の基本となる考えであり，この考えを元に活動している TQM

部門は病院組織の基本部分として全ての病院が持つべきであり，ジェネラリスト活躍の場であると思われる．

Highlight

To provide high quality medical care in Saiseikai Kumamoto Hospital：
Choosing Wisely campaign by the department of Total Quality Management :TQM

The authors have daily activities in the department of TQM of Saiseikai Kumamoto Hospital in order to provide high quality medical care. Its main tasks are as follows; 1) to summarize the information concerning adverse events for medical safety and infection control, 2) to analyze it, 3) to carry out the risk assessment, 4) to prioritize, 5) to arrange the system and 6) to perform with a proactive approach. Furthermore, the authors quantify activities for high quality medical care, and offer information regularly to the managing section and the responsible departments in order to support their own activities for high quality care. When adverse events occur, the authors analyze them by means of Root Cause Analysis so as to support the responsible departments to take preventive steps.

Basically, the activities of TQM aim to increase medical value by putting emphasis on decreasing adverse medical events. The authors insist that their activities have much in common with the Choosing Wisely campaign. Also the authors consider that thinking how to improve the quality of hospital care can provide fundamentals of medical professionals as well as generalists.

Key Words

総合的品質管理 (Total Quality Management :TQM), 医療の質 (quality), 価値 (value) , リスクアセスメント (risk assessment), 優先順位 (priority), 患者の賢明な選択 (Choosing Wisely)（＝患者・家族への十分な説明と納得を得た上で「適切な医療を提供する」「不要な医療をやめる」）

はじめに

　当院では患者に「より質の高い医療を提供する」ために，ロボット手術やカテーテル治療など様々な新規技術・高度医療を積極的に取り入れている．一方で，「医療の質改善のための組織」，「第三者評価の受審」，「品質に関する指標の測定」という3つの柱で「医療の質改善」を実践・継続している．新規技術・高度医療が適応される症例の多くが，高齢者や様々な合併症を有する極めてリスクの高い患者である．「価値の高い医療」とは，新規技術・高度医療だけではなく，医療を提供する犠牲が少ない（例えば，有害事象が少ない，身体的・心理的な負担が少ない，時間がかからない，費用が安い）医療である．このように「医療を提供する犠牲が少ない」ことに視点を当てることも重要である．当院ではこの視点で活動するTQM部が「医療の質改善のための組織」として活動している．

　TQM部の活動の目的・業務内容を理解し実践することによって，安全で安心な医療を患者さんに届けるだけでなく，医療者が安心して診療に当たることができることに繋がる．医療者の基本となる考えであり，ジェネラリストが知っておくべき内容と考え紹介する．

TQM 部の活動の理念・活動の経緯・紹介

　TQM とは Total Quality Management の略で直訳すれば「総合的品質管理」である．TQM 部は，「病院の質向上を推し進める」という前病院長の強い思いで 2002 年に設立された．初期メンバーは，医師（前病院長），医療安全管理者養成研修を受講した看護師，感染管理認定看護師，クリニカルパスに関わる看護師，事務を中心に多職種が参加する組織形態を取っていた．活動は，医療安全，感染管理，クリニカルパス，褥瘡，長期入院等で種々の問題を抱える患者を把握し問題事案を検討するという，現在の TQM 部の活動の原型となる活動であった．その後，電子カルテの導入，感染防止対策加算，Joint Commission International（以下 JCI）による第三者評価の受審等を経て，現在の医療安全管理室，感染管理室，品質管理室の 3 室からなる組織構成に変化した．特に JCI の受審に際して「品質改善部門の重要性」を学び，当院においても「医療の質」に関する情報を日常的に可視化・評価し改善活動について協議する場が必要であることを認識した．その結果，シンガポールの Tan Tock Seng Hospital の仕組みを参考に，医療の質協議会が設立された．また，TQM 部は品質改善活動の常設部署としての位置付けが明確になった．その活動内容は，「情報収集」と「有害事象発生後の早期対応」を主体とした活動から，収集した情報を元に「risk assessment」を行い「priority」を決めて再発防止策を検討する，事象が起きることを未然に防ぐ「proactive」な活動に徐々に変化した．

　まとめると，TQM 部の活動は，(1)「医療の質評価の情報」を平常時から監視する，(2) データを評価・分析し，悪化するトレンドを早期に把握し・介入する，(3) 各部署が行う質改善活動をサポートすることである．また，(4) 1 部署だけでは解決できない事案に対して議論する場を作ること，(5) それらの情報を管理部門や各診療部門に定期的に報告することも重要な業務である．

TQM 部の具体的な活動と Choosing Wisely との関わり

　TQM 部の日常業務を Box 1 に示す．各室で情報を整理し問題点を抽出し，毎日の TQM 部ミーティングで報告する．死亡症例・集中治療室移動患者の状況確認，感染サーベイランス情報，発生した問題事案の情報の共有・対応・カンファレンス開催の必要性などについて検討している．参加者は TQM 部のスタッフおよび情報分析室のスタッフ．医師，看護師，薬剤師，検査技師，事務の多職種でそれぞれの立場で内容を確認している．

　医療安全に関しては，死亡症例・集中治療室への移動患者を主体に医療安全上問題がないか，カルテ記載をもとに判断する．それ以外個別に報告された有害事象についても共有する．重大な事案については，M&M カンファレンスを RCA の手法で行い再発防止策を検討する．開催については基準に則って行うため (Box 2)，各診療科部長には開催の協力を得やすい．

　感染管理に関しては，デバイス感染・耐性菌・抗菌薬使用に関するサーベイランス情報の定期報告，アウトブレイク情報を分析・報告し，当該部署の対策検討をサポートする．

　品質管理に関しては，JCI 認証に必要な情報の確認と対応，QPS 指標 (Quality Improvement and Patient Safety: QPS) の確認を行う．

　カルテ記載に関しては，適切な診療記録でない場合，主として医療情報部のスタッフが，カルテの追記・変更を主治医に依頼する．

　その他，診療機材の導入（デモ・購入），病院内の工事についても報告を受け，主として医療安全，感染管理の視点からリスクの確認を行い，対策立案を促している．

　上記の多くの情報は集約・分析して毎月管理運営会議に議事録として報告される．また，各診療科の情報については各診療科に赴き報告する (Road Show)．

　Choosing Wisely は，「無駄な医療を削減する」ことにフォーカスが当たることが多いが，その本

質は医療者から患者さんへの十分な説明と理解を前提として，「真に必要でかつ副作用の少ない医療を患者さんが選択すること」である．CW の考えの背景には「限られた医療資源を適正に分配する」という，社会的に価値の高い医療を提供する考えが流れている．このことは，TQM 部で検討している「医療に伴う様々なリスクや負担を少なくする『価値の高い医療を提供する』」考えと共通するものである．

終わりに

今回，TQM 部の活動の理念と具体的な活動を示した．収集した情報を元に行うリスクアセスメント，優先順位，プロアクティブな活動，M&M カンファレンスの開催（RCA といった分析手法）など，TQM 部の活動の業務内容を理解し実践することによって，安全で安心な医療を患者さんに届けるだけでなく，医療者が安心して診療に当たることができることに繋がる．

このような病院の質改善の考えは医療者の基本となる考えであり，この考えを元に活動している TQM 部門は病院組織の基本部分としてすべての病院が持つべきであり，ジェネラリスト活躍の場であると思われる．

BOX 1　日常の活動 (Meeting and Report)

Daily Meeting	死亡症例・集中治療室移動患者の確認 医療関連感染流行状況（アウトブレイク）
Weekly Meeting	インシデント・アクシデント報告確認（医療安全委員会合同） サーベイランス（医療関連感染，耐性菌，広域抗菌薬） ICT 活動 (2/ 週)，AST 活動 (2/ 週) JCI 認証継続委員会 診療機材デモ申請確認（購買部，ME 室との合同ミーティング）
Monthly Meeting & Report	下記委員会開催（事務局業務） （・医療安全委員会・院内感染管理委員会・QPS 委員会（品質改善指標管理）・診療行為検討委員会） 品質改善プロジェクト事務局 (KAIZEN project) 診療材料購入検討 Road Show（院内への広報活動：診療部門へ情報報告・JCI の必要事項アナウンスなど）
Quarter of the Year	医療の質協議会開催（事務局業務）
適宜	M&M カンファレンス 院内設備・工事事案報告，その他事案発生時のリスクアセスメント

BOX 2　M&M カンファレンス開催基準

推奨レベル	判断項目	定義
A	推奨	1. 定期手術後 30 日以内の死亡 2. 術後管理中の急変による死亡 3. 原疾患の進行とは異なる「医療行為」に伴う合併症での死亡 　（死亡の予期の有無を問わない．その行為がなければ「その時点」での死亡が無かったと推定されるもの）
B	打診 *開催の最終判断は当該科部長	1. 定期手術後 31 日以降の死亡 2. 主たる原疾患の進行に伴う死亡に該当するが，複数の診療科が関与した死亡事例 3. 原疾患の進行とは異なる急変の死亡 4. 「医療行為」に伴う合併症で重大な障害が生じ，固定したもの（障害の予期の有無を問わない） 5. その他 TQM 部長が必要と判断するもの
C	不要	主たる原疾患の進行による死亡

編集委員コメント

小泉 俊三

東光会 七条診療所

　済生会熊本病院は，ご存知の方も多いが，早い時期からクリニカルパスを導入し，医療のTQM活動において画期的な役割を果たしてきた病院である．近年，中尾浩一病院長のリーダーシップの下，「Choosing Wisely」をキーワードとする新しいTQM活動を実践しておられると聞いている．本稿では，その一端をご紹介いただくとともに，その基本的価値観とChoosing Wiselyキャンペーンが目指す目標が互いに通底していることを示していただいた．

　ここで，医療の「質(quality)」とは何か，立ち止まって考えてみよう．平易に表現すれば「良い」医療ということになるのであるが，それぞれの立場・考え方，状況によって，スペシャリストとしての優れた技倆が発揮された場合，最先端の高度テクノロジー導入によって難治疾患の治療に道を開いた場合などが優れた医療とされることもあれば，その一方で，患者さんの価値観や気持ちに寄り添う医療を求める声も強く，場合によっては医療職のひたむきな奉仕精神そのものが医療の良し悪しを決める最も重要な要因とされることもある．

　領域別専門医の立場に立てば技術的卓越性が重視されるが，プライマリ・ケア医や病院総合医を含むジェネラリストの観点からは，少ない負荷(コスト)で患者アウトカムを改善できる医療を「高価値医療（High Value Care）」として高く評価する．もちろん，ここでいう負荷には，直接的な費用だけでなく，有害事象や苦痛など患者・家族の心身に掛かる負荷，休業などの社会的費用も含まれ，「価値に基盤を置く医療(Value-Based Medicine)」とも総称される．

　一方，"Choosing Wisely"とは，一人ひとりの患者にとっての最適な医療を，医療者と患者・家族が共に熟慮して選択すること（「共同意思決定(Shared Decision Making)」）を勧めるキャンペーン活動である．もちろん，選択した医療が実際に良い結果をもたらしたのかどうかは事後的にしか判断できないので，熟慮のプロセス自体が最も重要と考えている．これとは対極的に，医療の品質管理においては，診療過程の定型化が推進されてきたが，見落し・やり残しのないように，との考えから過剰な診療行為を推奨しがちであったことは否めない．これに対して，今回，済生会熊本病院で試みられているTQMでは，「無駄をなくす[資源の適正管理（stewardship）]ことが一つの柱となっているところが画期的であり，今後，どのように展開されるか，大いに期待している．

ジェネラリスト教育実践報告
「地域医療マインド」を育む off-the-job training による新入職員多職種研修

New employee multi-disciplinary training through off-the-job training to nurture a "regional medical mindset"

落合 甲太
Kota Ochiai

西淀病院総合内科
Department of General Internal Medicine, Nishiyodo Hospital

Recommendation
1) 就職後早期から医療者が「地域医療マインド」を身につけるためには，同期・先輩・多職種・地域住民と一緒に，それについて省察する機会・時間を十分に設定した off-the-job training プログラムを提供することが大切である
2) 就職後早期，技術研修に没頭し，「地域医療マインド」から「一度離れる」と，最終的に「地域医療マインド」をもって地域医療に従事する医療者が減ってしまう可能性がある．
3) 就職後早期に「地域医療マインド」を身につけることを困難にしている原因を検討し，また労働力となっている学習者を現場から抜くことによる現場の負担に配慮した教育プログラムを立案する必要がある．

抄録
　西淀病院では初期研修医を長らく受け入れてきたが，2004 年初期研修必修化の時に一旦受け入れを中断した．その後 2009 年に受け入れを再開した．以後毎年 1～4 名の初期研修医を受け入れている．当院には毎年，初期研修医，看護師，薬剤師，リハビリテーションセラピスト，技術職員，事務を合わせて計 20～30 名の新人が入職する．当時の初期研修プログラム責任者は，初期研修医受け入れ再開にあたり，初期研修医に当院の地域を知ってもらい愛着をもってもらうこと，また多職種とのつながりができるように，同期多職種とともに 1 年通じて行う新入職員研修プログラムを開始した．10 年間改訂を続け，現在「地域医療マインドを身につけるための新入職員多職種研修プログラム（以下本プログラム）」として確立している．今回，本プログラムの特徴と課題を振り返り，就職後早期に行う，「地域医療マインドを身につけるための off-the-job training プログラム」として，一般化して呈示する．

Highlight
New employee multi-disciplinary training through off-the-job training to nurture a "regional medical mindset"

Nishiyodo Hospital had been accepting initial trainees for a long time, but it was temporarily suspended in 2004. In 2009, acceptance resumed. Since then, it has been accepting one to four initial residents every year. A total of 20 to 30 new employees, including initial residents, nurses, pharmacists, rehabilitation therapists, technical staff, and clerical staff, join our hospital each year. The person who was in charge of the initial training program at that time, implemented a special one year program with the synchronous multi-disciplinary staff so that the initial trainee would get to know the region of the hospital and become attached to it, and be able to acquire IPW (Interprofessional Work). A new employee training program started in 2009. It has been revised for 10 years and has now been established as a "new employee multi-specialty training program to acquire a regional medical mindset". The author, looking back on the features and challenges of this program, presents it as a generalized "off-the-job training program for acquiring a regional medical mindset" which should be carried out soon after initial employment.

Keywords
地域医療マインド (regional medical mindset), 新人職員研修 (training for new employees), 多職種連携 (interprofessional work), 健康 (health), off-the-job training

地域医療マインドとは

まず本プログラムの題名にある「地域医療マインド」が何を指すのかを提示しておく必要がある。福田らは，地域医療マインドとは，（1）疾患を選り好みしない柔軟性，（2）コメディカルとの連携，（3）生活まで視野に入れた診療能力，（4）地域の健康を担う責任感の4つを要素として指摘している[1]．これらを，これまでの本プログラムの歴史と，医師だけでなく多職種で共有できる「地域医療マインド」として検討し，以下と定義する．

① 患者の「健康」に対する病院や地域が果たす役割を大切にする姿勢
② 多職種と連携して問題解決にあたることを大切にする姿勢

プログラムの実際

■ ニーズ評価：学生の時期から「地域医療マインド」を育むプログラムは，地域枠を持つ医学部などに複数存在する．また，医師として独り立ちして数年以上経過してから診療所配属されることで「地域医療マインド」は形成されるという報告はある．一方，就職後早期に「地域医療マインド」を育むプログラムは少ない．医師においては，初期臨床研修における「地域医療研修」がその役割を担っているかもしれない．就職後早期に地域医療にふれることが重要だとしている文献は散見される．

■ 目標：「地域医療マインド」を身につける
■ 方略：

・運営メンバーは，実行委員長（初期臨床研修プログラム責任者），新入職員が配属された職場・職種から選出された実行委員，各職種（医師，看護，技術系，事務）の管理者から選出された事務局員，地域担当職員，地域住民代表，本プログラム事務局からなる．上記メンバーで月1回の実行委員会を運営する．

「地域医療マインドを身につける」という目標は態度・情意領域の目標であるため，discussionを行い，省察を促す方略を取る必要がある．よって本プログラムでは，約10人のグループ（新入職員5～6人，実行委員2名，事務局員1名，地域住民2名）で学ぶ形式を採用する．

・研修は年5回行う．具体例を示す（Box 1）．
・地域医療マインドは，1) 幅広く，地域医療活動を経験する，特に健康教育，在宅医療を行うことで醸成される，2) 地域を知り，住民との対話を通じて，地域のニーズを肌で感じることも重要な要素，とりわけ3) 地域医療マインドを持った指導

者と触れること，これが地域医療に対する高い価値観をもつための3要素だと岡山は主張する[2]．本プログラムでは，1) では喫煙防止教室や地域活動への正統的周辺参加，2) では地域活動に加えて地域住民がグループ活動で直接助言を行うこと，3) では実行委員や事務局員が「地域医療マインド」を持った指導者として役割を果たす企画となっている．

・毎回の研修において実行委員の役割は重要である．実行委員は，実行委員会において教育プログラムの考え方や省察の方法などについて学び，研修中は新入職員の省察を促し形成的評価の役割を担う．

■ 評価

・学習者の形成的評価はプログラム実施中に実行委員が行う．学習者の総括的評価は第5回に職場長がルーブリック評価表などを用いて行う．
・プログラム評価は，毎回の研修直後にweb上のアンケートツール（google form など）を用いて，学習者・実行委員が行う．本プログラム全体の総括的評価は，学習者からは第4回終了後，実行委員からは最終実行委員会に行う．第5回職場発表の時に，職場長にもプログラム総括評価を依頼する．

プログラムの特徴と課題

本プログラムは，就職後早期に「地域医療マインド」を身につける，態度・情意領域の off-job training プログラムである．本来，態度・情意領域の教育目標を数回の off-the-job training で達成することは難しい．よって，本プログラムでは，同期・先輩・多職種・地域住民と一緒に「地域医療マインド」について省察する機会・時間を十分に設定する必要がある．

他に，就職後早期に「地域医療マインド」を身につけることを困難にしている原因は何であろうか．

一つ目は，そもそも1年目で「地域医療マインドを身につける」ことを目標として重視しないことが挙げられる．技術研修に没頭する時期なので，各専門職の基本的な技術を身につけた後の目標でもいいのではないかと指導者層が認識している可能性が高い．

二つ目の原因は，学習者も同様に「働きはじめのこの時期は技術研修に集中」と考えてしまうことだと考えられる．

三つ目は，日々忙しくなっている病院で，「地域医療マインド」を on-the-job training で新入職員に身につけさせるためには，指導者にかなりの力量が求められるためと考えられる．上記理由から，就職後早期に「地域医療マインド」から「一

BOX 1

	設定	時間	内容	役割・意味
第1回	オリエンテーション	半日	・アイスブレイク ・講義：「地域医療マインド」「健康」 ・職員健康教育	・チームづくり ・研修説明 ・地域活動の準備
第2回	地域活動1回目	半日	・喫煙防止教室	・病院の健康づくり活動に参加
第3回	地域活動2回目	全日	・認知症カフェ，無料塾，百歳体操，熱中症調査，子育てカフェ，など	・正統的周辺参加しながら多職種や地域活動の役割を知る
第4回	まとめ発表	半日	・第1〜3回のまとめ，発表	・地域医療マインドの省察 ・地域住民への感謝
第5回	職場発表	20分	・職場発表	・学んだことを職場に発表・感謝 ・地域医療マインドを病院に広げる ・職場長による学習者評価 ・今後の現場サポートの約束

度離れる」ことになり，その結果，最終的に「地域医療マインド」を持って地域医療に従事する医療者が減ってしまっているのではないかと筆者は考えている．

　他に，本プログラムの実施を困難にする原因としては，上記１〜３の原因がある中で，よほどその意義を現場に理解してもらわないと，本プログラムへの勤務の保障が得られないことである．学生とは異なり，学習者は労働者である．新入職員であっても１年目の後半は職種によっては十分戦力になっており，本プログラムに学習者を出すことで現場がより忙しくなる．オリエンテーションのときはよいが，１年の後半に現場から新入職員を抜くことには，現場によほどの理解がないと難しい．本プログラムは上記を検討したプログラムでなければならない．

　学習者評価では，ルーブリック評価表などを用いても，目標の達成度を評価することにはまだ課題が残る．プログラム評価である研修後のアンケートでは，９割以上の学習者が「来年も同様のプログラムをしたほうがよい」と解答した．またほとんどの実行委員からは，このプログラムの意義を高く評価する意見が多かった．

最後に

　本プログラムの前提として，病院が「地域医療マインド」を持っていなかったら，新入職員がそれを身につけることは不可能である．病院が地域とのつながりを持っているか，それらを大切にしているかが問われる．よって on-the-job training が大切であることは論を待たない．しかし新入職員は技術研修に没頭する中で「地域医療マインド」を育む機会は限られている．よってこの教育目標において on-the-job training に加えて，off-the-job training の果たす役割は大きいと考えられる．また「地域医療マインド」を実践する職員育成の一部として，実行委員の成長に果たす本プログラムの役割は大きい．月１回の実行委員会で学習し，それを新入職員に語らなければならない．語ったことは現場で実践しなければいけなくなる．本プログラムは波及効果の大きいプログラムである．

謝辞

　本プログラム改訂に取り組むにあたり，HANDS-FDF（Home and Away Nine DayS – Faculty Development Fellowship）を主幸されている岡田唯男先生（亀田ファミリークリニック館山）はじめ，多くのフェローの方々にご助言・ご指導を頂きました．心より感謝致します．」

References

1) 福田吉治，他．過疎地域の医療機関における包括的な地域医療実習の導入．山口医学．2015; 64(1): 25-34.
2) 岡山雅信．地域医療教育への提言，地域医療教育の明日に向けて．ジェネラリスト教育コンソーシアム vol 7. 2015；7：18-29.

編集委員コメント

岡山 雅信

神戸大学大学院地域医療教育学部門

　地域医療を実践する上で,「地域医療マインド」の醸成は不可欠です. 曖昧な表現である「地域医療マインド」を明確に定義し, それを育む研修プログラムを一般化して提示した本論文の内容は地域医療実践者の教育に大きく寄与すると考えます.

　ここでは, 病院や地域が果たす役割および多職種連携の視点を重視して「地域医療マインド」を定義しています. 地域医療は, 地域社会およびその構成員である住民の健康問題を含むニーズに応えることから始まると考えられています. それぞれの施設（病院など）やそこで働く医療職が, そのニーズに応えるためにどのような役割を担う必要があるのかはとても重要な視点です. それは, 患者・利用者（住民）と共に多職種が連携して実践されなければなりません. 地域医療にとって重要な視点を明確に盛り込んだ「地域医療マインド」の定義に基づいて, 研修プログラムを構築している点が優れていると考えます.

　提供するプログラムの内容にも, 地域活動や地域住民との交流を地域活動として取り入れ, また, 経験学習理論で重要な省察をしっかり行い, さらには地域住民への感謝の視点を盛り込むことにより, 地域の理解を高める工夫が多く採用されています. また, その記述内容も具体的であることから, すぐにでも活用できそうな有用性の高い論文になっています.

　さらにこの論文が優れていると感じるのは, 早期に「地域医療マインド」を醸成することの大切さと難しさを扱っている点と考えます. 個人のアイデンティティーは若い時に形成されると言われています. 地域医療マインドを早期に醸成する必要性を強調する本論文の主旨に私は賛同します. 本論文が指摘する通り, 適切にプログラムを提供しても, 学習者の状況および周囲の不理解によって, 地域医療マインドの醸成が進まず, 振り返って「良かった」ということは良く経験されます. 研修医など若い医療職に地域医療マインドを醸成することは簡単ではないことは事実かもしれません. しかし, 地域医療を担う人材の育成は, 関係者が一丸となって行うことがきわめて大切だと考えます. このことを強調する本論文が地域医療教育の向上に繋がることを強く確信します.

JCGM Forum

Opinion
Topic
Generalist Report
Journal Club

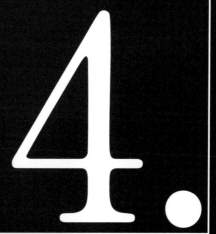

Opinion

Academic Hospitalist は先駆を切らねばならない

和足 孝之
Takashi Watari

島根大学医学部附属病院　卒後臨床研修センター

　我が国においては，病院で活躍する病院総合診療医（ホスピタリスト）の定義や位置付けは非常に曖昧であり，未だに新専門医制度の上で大きく揺らいでいる．しかしこれは日本においてのみ特別な状況ではなく，今や米国最大の医師の集団との代表格にまで成長したホスピタリストの歴史に至っても同様のいばらの道であった[1,2]．2016 年に20 年間のホスピタリストの奇跡―0 人が 5 万人へ―という題名の論文が NEJM を飾った．これは，同年の米国の循環器内科専門医が 2 万 2 千人であることを考慮しても，米国ではすでにホスピタリストは一つの専門職として認められ活躍していることが伺える．また米国の病院ランキングに掲載されるような高次機能病院のうち約 75% の病院が横断的に入院患者を診療するホスピタリストを採用しシステムとして導入しているとされる．なぜ，米国ではホスピタリストが躍進することができたか？

　一つの Keyword として筆者は Academic hospitalist の活躍を挙げる．ホスピタリストの活躍する場所はこれまで病院内の診療科のピットフォールを埋めるべく，また俯瞰的な病院を観察できる特性から多岐にわたってきた．具体的には一般病棟の様なコモンディジィーズの入院診療をメインとして，ホスピタリストは Quality improvement，や医療安全，卒前卒後の臨床教育，病院経営，感染対策までも，病院という組織を横断的に，視野や視座や視点を調整しながら貢献してきたことが大きい．しかし，ホスピタリストの評価を決定づけることができたのは，Quality improvement，医療安全，そして医療費の抑制という医療の全体像の問題について，数的評価を疫学統計学的に検証し利点が得られたからに他ならないのである．これは，筆者の考えでは，全米のホスピタリストの約 15% 以上を占めているとも言われる大学病院などの教育・研究機関で活躍する Academic hospitalist の活躍が極めて大きい[4]．ホスピタリストのチームが病棟で研修医や医学生を指導する方が，非ホスピタリストが指導した場合に比べて教育効果が高いことや，またホスピタリストが病棟診療を行っている方が医療安全的にも安全であり，また何より病院の経営にとって効率的であることが極めて多くの文献により示唆されればされるほど，その経営面・安全面・教育面で優れるシステムに見習う病院が増え，極めて早いスピードで浸透していったという[1-4]．

　これらの研究成果を提示し続けてきたのが，教育・研究機関で活躍する Academic hospitalist であった．我が国では，大学での研究と一言発すれば，すぐに実験基礎医学と結びつける風潮があるが，ホスピタリストがその特性を生かして躍進させて研究分野は前述した領域なのである．具体例として，**Box 1** に 2014 年に発表された論文 "Research and Publication Trends in Hospital Medicine" からホスピタリストが発表した原著科学論文 (PubMed 内) のグラフを示す[5]．2013 年ま

でのデータではアカデミックホスピタリストによる原著論文数は増加しており，その研究対象はこれまでの我が国が好むところの実験医学ではなく臨床研究，ヘルスサービス研究，医療の質と改善，医学教育の4つのテーマが特に着目されていることがわかる．ホスピタリストの研究とは，実験医学である必要はなく，また狭義の臨床研究である必要すらないと言える．まさに，病院の中の全ての事象が研究対象としてなりうることはホスピタリストの優位性の一つなのである．また我が国においては医師主導でこれらの研究テーマが国際誌で発表されておらずこれからの日本の先駆を切る良い研究テーマとなっていくだろう．

　野戦病院で働いていた筆者が，大学病院で勤務するようになってようやく理解したことがある．我が国において，ホスピタリストという比較的新しい医師の働き方が他分野の医師からの定評を得るためには，ジェネラリストが持つ優れた特性を決して見失わずに，他分野の医師と"同じ言語"で，そして"同じ通貨価値"で議論ができる人材，いわゆる臨床，教育，研究の柱で貢献できるAcademic hospitalistを育成することが必須であるということである．

文献

1) Robert M. Wachter and Lee Goldman. Zero to 50,000 ── The 20th anniversary of the hospitalist. N Engl J Med. 2016; 375:1009-1011.
2) Wachter RM, Katz P, Showstack J, et al. Reorganizing an academic medical service: impact on cost, quality, patient satisfaction, and education. JAMA. 1998;279:1560-1565.
3) Auerbach AD, Wachter RM, Katz P, et al. Implementation of a voluntary hospitalist service at a community teaching hospital: improved clinical efficiency and patient outcomes. Ann Intern Med. 2002; 137: 859-865.
4) Leykum LK, Parekh VI, Sharpe B, et al. Tried and true: a survey of successfully promoted academic hospitalists. J Hosp Med. 2011; 6: 411-415.
5) Dang Do AN, Munchhof AM, Terry C,et al. Research and publication trends in hospital medicine. J Hosp Med. 2014; 9:148-154.

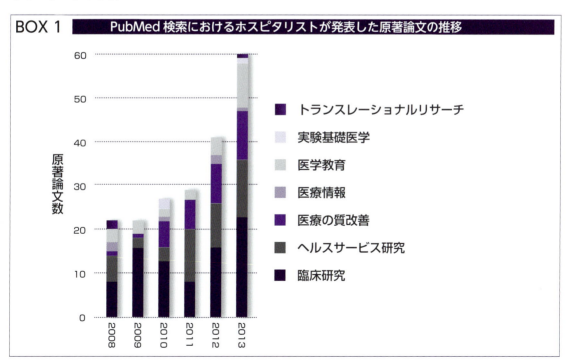

BOX 1　PubMed検索におけるホスピタリストが発表した原著論文の推移

Opinion

超高齢社会において目指すべき内科専門医制度
―地域中核病院の総合内科外来は，不確実性・複雑性に溢れている

杉本 俊郎
Toshiro Sugimoto

滋賀医科大学総合内科学講座(地域医療支援)
東近江総合医療センター総合内科

　先日，腎臓内科専門医である筆者に対して，腎臓学会から，「腎臓学会および内科サブスペシャリティー15学会共同アンケート」なるものが送られてきました．このアンケートは，自身の専門である領域とともに，専門以外の内科の領域も診療していますよね？そうですよね?，ということを確認するためのものであるように，筆者は感じました．

　このような確認が行われるようになったのは，2019年の3月の医道審議会医師分科会医師専門研修部会において，日本専門医機構・日本内科学会等が進めていた，サブスペシャリティー連動研修が基本領域の研修を脅かす可能性があることから，2019年4月の開始が見送られたことが発端ではないかと私は考えています．

　サブスペシャリティー領域の専門研修が，総合内科・一般内科としての研修を脅かすか否かについては，一介の内科医である私にはわかりませんが，領域別専門医から総合内科医へ転身し，地域中核病院における内科初診外来(プライマリ・ケアに近い外来診療)を担当してきた8年間の経験から，領域別専門医としての診療，総合内科医としての診療に，大きな違いがあることに気がつきました．

　総合内科医としての内科の診療は，領域別専門医と比較して，不確実性・複雑性に溢れており，(筆者にとって)，不安の連続であり，panic zone(パニックの領域)であるということです．一方，(ほとんどの領域別専門医にとって)，専門領域の診療は，経験年数が増えるほど，経験と知識が増大し，comfort zoneでの診療が中心である言えます(**Box1**)．よって，内科学の初学者である研修中の医師に，サブスペシャリティー連動研修を行えば，自然と，学習者の立ち位置が，confort zone＞panic zoneとなり，次第に，サブスペシャリティー研修＞基本領域研修(プライマリ・ケアに近い)となるはずです．(指導医も含め)

　しかし，超高齢社会を迎え，今後さらなる人口の高齢化が想定されるわが国において，内科医は高齢者の診療を避けることは出来ません．多臓器にまたがった複数の疾患を有していることが多い高齢者の診療では，医学的にも社会的にも，複雑性，かつ，不確実性への対処が要求されることが多くなるはずです．

超高齢社会で果たすべき日本内科学会の役割と責務として，内科専門医としての研修は，現状の領域別臓器専門診療といった内なる comfort zone から，プライマリ・ケア現場の不確実性・複雑性に対処できるように，一歩外へ踏み出すような診療・研修が必要ではないかと筆者は考えます(図).

文献

1) 宮田靖志．プライマリ・ケア現場の不確実性・複雑性に対処する．日本プライマリ・ケア連合学会誌.2014; 37: 124-132.
2) 日本内科学会．超高齢社会で果たすべき日本内科学会の役割と責務」(宣言) https://www.naika.or.jp/info/20170330/ 2019 年 10 月 9 日検索

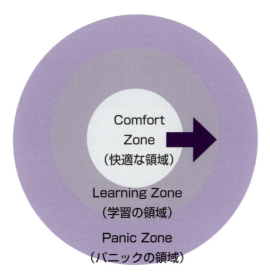

BOX 1　領域別臓器専門医にとって，地域中核病院での内科初診外来のイメージ

総合内科診療は，領域別臓器専門医にとって，comfort zone から一歩外へ踏み出すことを要求される診療である．

宮田靖志．プライマリ・ケア現場の不確実性・複雑性に対処する より引用

Topic

日本プライマリ・ケア連合学会
指導医養成講習会経験者向け講師レポート
―ぜひ二度三度と受講を！

大島 民旗
Tamiki Ohshima

大阪家庭医療・総合診療センター / 西淀病院

　日本プライマリ・ケア連合学会主催の指導医養成講習会は，学会・ブロックの様々な企画の折に開催されているが，9月の連休に開催される生涯教育秋季セミナーでも「経験者向け」として毎年新ネタを提供している．家庭医療専門研修の指導医にとって最大の難関は専攻医が家庭医療専門医試験受験時までに記載・提出を求められるポートフォリオ作成支援とされている．現在のベテランの指導医は，実際にポートフォリオを自分で作成した経験のない方も多いからである．

　今回数あるポートフォリオの領域の中でも「プロフェッショナリズム」に焦点を当てた講習会を開催し講師を務めた．森永太輔先生（つむぎファミリークリニック），和田幹生先生（市立福知山市民病院大江分院 / 地域医療研修センター）にも協力をいただき，プロフェッショナリズムの理論面，実際にプロフェッショナリズムが問われる場面に専攻医が遭遇した時に気づきを促す「振り返り」のロールプレイ，ポートフォリオの添削，の3部構成とした．ロールプレイで取り上げたのは，実際にありそうな設定ということで，①救急外来業務で多忙だったため必要な指示を出すことが遅くなり，それを看護師から指摘され感情がコントロールできなかった場面，②入院した患者が，これからリハビリが必要なのに退院願望が強く，職場もそれでいいのではという雰囲気の場面，③指示出しが遅れて患者が重症化したが何とか回復したことを，患者家族にありのままお伝えするかどうかで専攻医と他のスタッフの意見が異なる場面，とした．

　いつも感心するのはロールプレイやポートフォリオの添削作業など，参加されている多くはベテランの先生が，きわめて意欲的にディスカッションに参加していただいていることである．日本の家庭医療専門医が生まれたのが2009年でちょうど10年目となり，家庭医療専門医の医師も一定の割合になり，グループでのワークをファシリテートしてくれていることも大きいと思われる．私自身指導医講習会の講師活動を始めてから7年ほどになるが，講習会を行うたびに「これだけ熱心な指導医が集まっている！総合診療医安心だから，ぜひ選んでよ！」と心を強くするのであった．手前みそになるが本当に充実した講習会だと思うので，指導医資格更新に必要な5年に1回と言わず，ぜひ二度三度と受講していただきたいと思っている．

Generalist Report

自分自身の価値観を醸成して診療に活かせるよう研鑽していきたい

園田 健人

ピッツバーグ大学メディカルセンター付属シェイディサイド病院 家庭医療科

　私は2018年7月より米国ペンシルバニア州で家庭医として勤務しています．現在，力を入れて取り組んでいることは異なる価値観の吸収です．以前から米国での研修を通して経験を重ねてきたつもりでしたが，人々の価値観を形成する基盤の多様性を改めて感じています．

　言語はもちろん，人種，文化，生活環境，細かい部分ではユーモアセンスに至るまで，自分を取り巻く環境は私にとって異世界といっても過分ではないものです．これまで頼りにしてきた自分の中の「普通」という感覚が思っていた以上に当てはまらないのです．

　日本にいたら感じることもなかったであろう，人種的マイノリティーとしても自己のアイデンティティーと向き合っています．そうした環境での研修を通して「普通」として曖昧になっていた自分の価値観は，あくまで自分の考え方だと認識するようになりました．

　あらゆる価値観の存在を受け止める基盤こそが普通の価値観でもあるかのように感じています．この姿勢は患者の理解や満足度にも必然的に繋がっていくと思っています．

　私の場合，環境が変化したことにより気付かされた多様な価値観の存在ですが，日本国内においてもこの感覚は活かされるものだと思います．一人として自分と同じ人間がいないからです．
家庭医には患者を医学的な見地だけなく，精神的側面・社会的側面から診療することが求められています．今後は自分自身の価値観を醸成して診療に活かせるよう研鑽していきたいです．

生き方としてのジェネラリスト

青柳 有紀

Consultant Physician / Associate Clinical Director, Internal Medicine Department,
Dunedin Hospital, New Zealand

　2013年に米国での6年間のトレーニングを終え，内科，感染症科，予防医学科の専門医資格を取得したあと，所属していたダートマス大学医科大学院の教員として，2年間，中部アフリカのルワンダ共和国で現地の医師と医学生の医学教育に従事した．2015年からは，ニュージーランド北島の都市・ファンガレイの二次医療機関で内科・感染症科の指導医として働き，2019年からは南島のオタゴ大学医学部に隣接した3次施設・ダニーデン病院に勤務している．

　自分のスタイルとして，常にジェネラリストであることにこだわりがあり，その傾向はルワンダでの2年間でより強くなった．首都に2つしかない公立の3次施設の内科病棟で研修医を指導していたので，基本的に重症の患者しか来ないし，他に頼れるところもないので，自分たちが患者とその家族にとっての「最後の砦」だった．それでいて利用できる医療資源は極めて限られていたため，血液検査や画像検査には頼れず，病歴と身体診察を繰り返すという基本に立ち返る毎日だった．専門にとらわれない内科全般の知識とスキルが求められる環境に身を置く中で，自分が目指すべき理想だとか，どんな環境でも機能できるジェネラリストとしての強さへの憧憬のようなものが

明確になった．

　残念ながら，かつて過ごした米国では医療の専門化と高コスト化が進み，また医療訴訟の恐怖から，防衛的な医療（defensive medicine）が幅を利かすようになってしまった．米国とは異なり，公的医療が基本的に無料で，専門医でありながらジェネラリストとして働ける環境がまだ残されているニュージーランドに移って4年半になる．純粋に医療と向き合える環境には概ね満足しているものの，自分が目指すジェネラリストの域に達するには，まだまだ時間がかかる気がする．しかし，だからこそ自分はそれに魅かれているのだとも思う．

Acute generalist を目指して

戒能 多佳子

筑波大学附属病院　救急・集中治療科　クリニカルフェロー
順天堂大学大学院　医学研究科　総合診療科学　博士課程3年

　私が救急に興味を持ったのは8年前，初期研修の救急科研修でした．その時の指導医に専門分野を尋ねたところ，「acute generalist かな！」という答えが返ってきました．

　確かにその指導医は，「急性期」を得意とするジェネラリストでした．救急外来では，内科疾患も外科疾患も，軽症も重症も，成人も小児も妊婦も，幅広く診療をこなしていました．また，緊急でない患者が他専門科外来から救急科にと指示されて来ても嫌な顔をせず，後輩からの相談は気前良く答え，こんな医師になりたいと思ったものでした．そんな指導医の口癖は「誰かが困っているなら（それが患者でも医療者でも）手助けしてあげたらいいよ」でした．私は今でも，忙しさと自分の力量不足で余裕がなく，時々「なんでこの患者は救急科なの？」と思ってしまうこともあります．その度に，まさに医の原点のようなその言葉を思い出して自分を鼓舞しています．

　とは言っても私はもともと内科志望で，実は3年目からは感染症内科／総合診療科で内科研修を行いました．

　私が後期研修でお世話になった水戸協同病院という病院では，総合診療科の後期研修医と初期研修医が2人1組のチームになって，同科スタッフや各専門診療科医師に助言を受けながら，全ての内科疾患の入院患者（入院前後の外来も）を受け持つという診療体系でした．

　つまりそこでは，受け持ち患者さんの内科的・社会的 problem は，全て自分達が責任を持ち解決していかねばなりません．特に高齢者や基礎疾患のある方などは problem が多岐に渡りますが，その problem 同士が異なるようで実は根っこで overlap しています．全体を把握する医師が，何が患者に起こっていて，そして何が一番良い方法なのか，バランスを見て判断を下すということが如何に大切かを学びました．ただ当時自分もまだ医師になって数年の若輩者であり，大変な労力と重圧でしたが，同期や指導医，後輩達に恵まれとても良い経験となり，ジェネラリストとしてのやり甲斐も強く感じました．

　その中で常に私が不安だったのが，急性期管理，特に緊急，蘇生処置でした．もし自分の目の前で苦しんでいる患者が，原因もわからぬまま命が危うい状態になったとして，何かを調べたり他医師の応援を待つ時間を生むためには，とにかく命を繋ぐための技術が欲しい．そんな中で思い出したのが，「acute generalist」という言葉でした．

　よし，救急科に研修に行こう，そしてどうせ行くなら専門医取得を目指そう！と思いたったのが医師5年目．そこから救急にはまり今に至ります．

Generalist Report

医師9年目の今，臨床に大学院に，そして家庭では子育てに翻弄されています．何一つ十分やっているとは言えない状況に打ちひしがれる日々ですが，周囲の優しさと協力のもと，充実した毎日に喜びを感じています．特別なことは何もしていません．とにかく，目の前の診療や研究，子育てを一つ一つこなし，一人前の acute generalist を目指してこれからも精進していきます．

ジェネラリストとしての関わり

池尻 好聰

曙会　シムラ病院　整形外科

家庭医から整形外科の仕事に軸足を移して8年になります．当院は市内の救急病院で，整形外科外傷の患者が様々な地域から頻繁に救急搬送されて来ます．高齢者の骨折患者が多く，早期に適切な治療を行い，患者が元気になって地域に戻る，ということを繰り返しています．そのなかで感じるのは医療連携の大切さです．私は退院時にかかりつけの先生や施設宛てに診療情報提供書を書いて，入院中の状況をなるべく詳しく伝えるようにしています．よくかかりつけの先生から返事をいただきますが，喜ばれているようです．また退院後の生活支援や医療連携にスタッフとともに取り組みます．これらに家庭医の経験がとても役に立っています．今後増加する高齢者のケアには，地域の医療や介護リソースとの連携が鍵になると思います．

当院にジェネラリストが整形外科外傷の研修に来るようになりました．当院は骨折などの外傷やコモンな整形疾患にありふれており，ジェネラリストの研修にはもってこいな場所です．ジェネラリストの視点を忘れずに，プライマリ・ケア医に必要な知識や手技をいかに習得してもらえるか試行錯誤しています．

私は数年来ある中高一貫校のサッカー部のチームドクターをしています．ようやくあまりためらうことなく「チームドクターです」と名乗れるようになってきました．試合に帯同すると時に怪我人を診ますが，それだけではなく思わず試合に見入ってしまいます．時々練習グランウンドに顔を出すと馴染みの生徒達が居ます．まぶしい青春真っ只中の彼らからエネルギーをもらいます．スポーツの現場に関わり続けることができるのはありがたいです．私は整形外科としてだけでなくジェネラリストとしても彼らの健康増進に寄与できるか興味があります．

Generalist Report

「仲間と創る生き活きとした総診」を目指して

岡田 悟

東京北医療センター　総合診療科

　私は東京都北区にある東京北医療センターの院内最大の総合診療科で，多くの仲間たちと日々診療しています．後輩が多くなり，私の仕事は直接患者さんを診療すること以外に，後輩への教育や科自体のマネジメントも増えてきています．

　そんな中で私が今力を入れて取り組んでいるのは，当院総合診療科をいかに輝かせるかということです．ジェネラリストである私達はあまりにも目の前の問題が多岐にわたるため，自分1人だけの力で全てを解決することが難しい場合もあります．そのため一人ひとりの成長も重要ですが，科全体として様々な知識や経験を積み重ねていき，1つの有機体のようにダイナミックに成長していくことが重要だと思っています．その成長を実感し，喜びあえることが科を輝かせると考え，そのお手伝いをしています．私は「仲間を信じて，仲間自身にそのシステムを作ってもらうこと」「持続可能な成長ができるように，負担を分散させること」「自分たちが成長しているというワクワクとしたモチベーションをつなぐこと」が鍵だと感じ，仲間とともに自分たちが飛躍的な成長をしていることをイメージしながら試行錯誤しています．

　私達は皆で決めた理念である「仲間と創る生き活きとした総診」を目指し，その取り組みに携わること自体で自信や誇り，そして未来に対するワクワク感が生まれることを実感しています．仲間たちの成長とその喜びの共有こそ，私のやりがいです．

診療の場の多様性を楽しむ

栄原 智文

新松戸診療所

　昨年（2018年）から都市部にある無床診療所の所長を務めています．外来診療，訪問診療，マネジメントが仕事の中心ではありますが，関連する総合病院（366床）での外来や救急当直，慢性期病棟や退院支援，他には産業医，医師会業務などに関わっています．

　診療の場が多様であることは総合診療専門医のコンピテンシーの一つに挙げられています．研修医時代から同じ地域の中で様々なセッティングで診療して，それぞれが有機的につながっていくことに楽しさ，やりがいを感じてきました．今もその気持ちは変わりませんが，十年選手になってからはヤブ化しないようにそれぞれの領域で生涯学習を続けていく難しさに直面しています．さらにプライベートでは子供が1人・2人と生まれ（そろそろ3人目…），家族からは「働き方改革」を期待されています．

　とはいえ，これからも自分なりに幅広く，心地よく臨床を続けていければと思っています．家庭医・総合診療医が活躍できる多様な場があることを周囲に伝え，共に働ける仲間を増やしていきたいです．

Generalist Report

素敵な家庭医になるための反省文

松井 善典

浅井東診療所　所長　/　関西家庭医療学センター　プログラム責任者　/
北海道家庭医療学センター　理事

　令和元年．北海道での7年間を経て，地元滋賀で8年目を迎えている．診療所2ヶ所を継承経営し，後期研修プログラム運営と複数の大学での非常勤講師，外来や訪問診療から地域活動，そして市の仕事や県での学会活動から日医の委員など，色々な舞台での仕事が充実している．今年は家庭医6人体制となり，時短勤務，研究日，有休，育休などが取れる職場になった．

　昔から「素敵な家庭医＝素敵な俳優」論を考えていた．素敵な役者は連ドラでも映画でも劇場でも輝き，複数の舞台を持つことで磨かれる表現・演技があるという考えである．家庭医も診療・教育・経営・研究の多様な役割，様々な舞台の活動により複数の視点や多様な思考ができ，経験や人脈のシナジーから言動に磨きがかかると実感し今日まで舞台を増やしてきた．そう…今日までは．

　今は「素敵な俳優」を目指したことを少しだけ反省している．現場や週末の不在で周囲や家族に負担をかけている．働き方改革とかライフワークバランスも理解しつつ，この時代の家庭医は楽しさや使命感から多忙になって危ない．

　これからは自ら輝くより誰かを照らすことを目指したい．患者さんや学習者という主役を照らすのが仕事ではないか．樹木希林さんは名脇役として映画のシーンや主役を照らしていた．彼女のように与えられた持ち場で名脇役として，自然体で誰かの輝かせ方を工夫して生きたい．そう思いつつ，まだまだ輝きたい欲や迷いが残る，不惑前年．

Journal Club

高齢者における潜在的不適切処方に関する観察研究のメタ分析
Tau Ming Liew, et al. Potentially Inappropriate Prescribing Among Older Persons: A Meta-Analysis of Observational Studies Ann Fam Med. 2019 May;17(3):257-266

本郷 舞依

坂総合病院総合診療科

内容の要旨

潜在的不適切処方 (PIP) は，プライマリ・ケアを受けている高齢者において一般的であり，予防可能な医療過誤である．しかし，PIP が高齢者に有害な結果をもたらすかどうかは不明であり，今回の研究はそれを調べたメタ分析である．「高齢者」，「プライマリ・ケア」，および「不適切処方」に関する研究を PubMed，Embase，CINAHL，Web of Science, Scopus, PsycINFO など6つのデータベースから 2,804 件の記事を特定し，最終的に6つの研究を含む8件の論文が残り，参加者は合計 77,624 人であった．これらの研究はすべてコホート研究でリスクバイアスは低かった．これらの研究で主に使用されていた PIP 基準は，Beers criteria と STOPP criteria だった．結果，PIP は死亡率には影響を及ぼさなかったが，ICU 入室，薬物有害事象，機能低下，健康関連 QOL，入院を含む他の結果と有意に関連していた．このメタ分析は，プライマリ・ケアで高齢者がうける PIP の広範な影響について定量的に示す統合的な証拠となった．

コメント

昨今，高齢化の進展に伴い，加齢による生理的な変化や複数の併存疾患を治療するための多剤服用などによって，安全性の問題が生じやすい状況であることが問題視されてきた．今回の論文でも高齢者の不適切処方が有害事象を引き起こすことが示された．特にプライマリ・ケアの現場では，ポリファーマシーや不適切処方をされている高齢者を診察する機会が多い．そのため初診であってもよい介入機会として日常的に処方を確認し，必要に応じて薬剤師や他院との連携，ケアマネージャーや訪問看護師など多職種との情報共有を行うことは非常に有用と考えられ，今後は積極的に行っていく必要があると考える．

Journal Club

医師の呼吸数の測定法と正確性に関する cross-sectional study

Philip KE, et al: The accuracy of respiratory rate assessment by doctors in a London teaching hospital: a cross-sectional study. J Clin Monit Comput, 2015 Aug;29(4):455-60. [Epub 2014 Oct 2]

岡田 優基

パナソニック健康保険組合　松下記念病院　総合診療科 / 糖尿病内分泌内科

概要

対象：London の teaching hospital の医師 54 人（elderly and liver transplant 科, 研修医レクチャー後の医師）参加の可否は optional で，参加者には study の目的を説明．

方法：予め muted metronome によって正確に決まった呼吸数に設定された模擬患者のビデオを用意（Video A 30/min, Video B 6/min, Video C 72/min）．初めに 12 秒間提示，但し参加者には，タイマーは与えられず，ビデオの時間も知らされない．この時は "Spot assessment"（10-12 秒間測定し，何倍かして算出）で測定されることが想定．次に，もう一度ビデオを見せ，the hospital guidelines で推奨されている方法（"Full assessment"：30 秒間測定し 2 倍するか，60 秒間測定）で測定するよう suggest．この時は秒数カウンターを提示する．また Full assessment の何れの方法で測定するかには言及しない．

結果：Video B 6/min では，医師が測定した呼吸数の誤差の SD は Spot assessment では 3.51, Full assessment では 2.39, Video A 30/min, Video C 72/min では Spot assessment, Full assessment ではそれぞれ 10.31・4.89, 20.20・10.71, であった．また，3 つの Video 全てを異常な呼吸数であると正確にとらえられたのは，Spot assessment, Full assessment でそれぞれ 48 %, 81 % であった．

正確にとらえられた医師を経験年数別にみると，Spot assessment, Full assessment で 1 年目医師が 61 %・89 %, 2〜10 年目医師 55 %・85 %, 10 年目以上が 25 %・75 %, であった．

Discussion：呼吸数の重要性に関する質問紙では，参加者のうち 93 % が very important, 7 % も fairy important として捉えている．現場でその呼吸数の測定法として Spot assessment は広く普及しているが，その正確さは約半数に過ぎないことが示された．さらに，Full assessment でさえ，18 % は正確に異常であると捉えられていなかった．

Limitations

- Full assessment を suggest した際，「普段使用している方法で」としか指定しなかった
- 正常呼吸数の video を含めなかった
- 呼吸数のみで患者を評価することは現実にはない
- 実際にはナースが測定することも多い
- 今回の誤差の結果が意味する臨床的インパクトは不明

結論：医師の行う Spot assessment による呼吸数測定は不正確であり，Full assessment ですら完全とは言えない．また，その誤差は経験年数と共に大きくなる傾向が示唆された．

■コメント

　Londonのしかもteaching hospitalでの研究ということが結果のインパクトをさらに強めています．"異常な呼吸数はそれだけで異常な状態と言える"，いうクリニカルパールを踏まえれば，サンプル数を考慮してもなおインパクトとしては十分な印象を受けました．

　いかにSpot assessmentが測定することが危険か，Full assessmentでも十分とは言えない，ということを頭に置いておく必要がある．これらを周知する必要があると感じました．

　とりわけ興味深かったのは，「**医師年数が上がるほど正確性が下がる**」というTable2です．同じように統計学的観点からみれば十分ではないと言えそうな値ですが，自分自身も含め現場の医師の心に響くのには十分ではないか，と思いました．正確性についてフィードバックしてもなお33%は自身の呼吸数測定スタイルを変えるつもりはないと言っていたのも興味深い．呼吸数はバイタルサインの一つですが，日本では「呼吸数の記載がきちんとある病院はいい病院である」，と言われるくらい測定されることが少ないと言われています．日本を含め他国でも同様の研究をすればどうなるのでしょうか．

Journal Club

CHOCOLATE study ～手術リスクの高い急性胆嚢炎患者の治療選択～

Charlotte S Loozen, et al. Laparoscopic cholecystectomy versus percutaneous catheter drainage for acute cholecystitis in high risk patients (CHOCOLATE): multicentre randomized clinical trial. BMJ 2018; 363: k3965

鈴木 森香

国立病院機構仙台医療センター　総合診療科

　急性胆嚢炎の治療は早期手術が重要なことは「Tokyo Guideline」でも示されている通りです．しかし，高齢で手術リスクの高い患者さんも多く，治療方針に悩むことはないでしょうか？今回紹介する論文では，甘い研究名とは裏腹に甘えられない結果となったようです．

内容

方法：オランダの11教育施設で行われたランダム化比較試験（隠蔽化あり，盲検化あり）

対象：142人の成人（平均年齢73歳，男性63％），APACHE Ⅱスコア≧7点

除外基準：症状出現から7日以上経過，APACHE Ⅱスコア≧15点，非代償性肝硬変，診断時からICU入室，妊娠，同意ができない精神状態

介入：腹腔鏡下胆嚢摘出術群（n=66人），経皮的カテーテルドレナージ群（n=68人）

プライマリアウトカム：1年後の死亡率と主要な合併症

　中間解析で両群間における合併症の発症率が有意差を持って認められたため，組み入れは途中で終了となった．

結果：1年後死亡率は腹腔鏡下胆嚢摘出術群が3.0％，経皮的カテーテルドレナージ群が8.8％であり，統計学的には有意差がつかなかったが，主要な合併症（1か月時の感染症および心肺合併症，1年以内の再介入，1年以内の胆道疾患の再発）についてはそれぞれNNT 2-3で腹腔鏡下胆嚢摘出術群が良い結果であった．

コメント

　先日，80代男性の急性胆嚢炎の患者さんを診察しました．既往に転倒骨折による脊髄損傷と脳梗塞があり，ADLは車椅子で要介助でした．意識レベルは清明でICでは手術を勧めましたが，本人から「手術はしたくない」と意思表示がありました．

　今回の研究では「手術リスクが高い場合でも腹腔鏡下胆嚢摘出術を積極的に行った方が良い」との結論となりましたが，実際は手術を選択していない場合も多いのではないでしょうか．それぞれの治療の利点と欠点をきちんと理解して説明し，患者さんにとって最良な治療を選択していく必要があると改めて考えさせられました．

　この論文を読んで，みなさんならどのようなアプローチをするでしょうか？

Journal Club

プロトンポンプ阻害薬は総死亡率の上昇と関連する

Yan Xie, et al. Estimates of all cause mortality and cause specific mortality associated with proton pump inhibitors among US veterans: cohort study. BMJ 2019;365:l1580

水谷 佳敬

さんむ医療センター　総合診療科・産婦人科

内容

目的：プロトンポンプ阻害薬（PPI）による総死亡率および原因別死亡率との関連を調査する．

方法：縦断観察コホート研究．2002年から2004年の間に米国退役軍人病院において新規にPPIまたはH2blokerが開始された患者を10年間追跡．180日間の間に90日以上服薬されたケースかつ併用がなかった症例（PPI = 157625　H2blocker = 56842）を対象として，総死亡率と原因別死亡率との関連について調査した．

結果：PPI群では服用者1000人当たり以下の増加を認めた．過剰死亡 45.2（95% CI 28.2 - 61.4）ハザード比 1.17（1.10 - 1.24），循環器疾患 17.47（5.47 - 28.8），悪性腫瘍 12.94（3.22 - 9.44），感染・寄生疾患 4.20（1.57 - 7.02），泌尿生殖系疾患 6.25（3.22 - 9.24）．PPIの明確な適応がない患者でもPPI投与は心血管疾患 22.91（11.89 - 33.57），慢性腎臓病 4.74（1.53 - 8.05），上部消化管癌 3.12（0.91 - 5.44）の増加と関連した．

結論：PPIの使用は心血管疾患，慢性腎臓病，上部消化器癌による死亡率をわずかに上昇させることが明らかとなった．この影響はPPIの適応がない患者にも認められた．PPI使用により強い注意が必要と考えられる．

コメント

　PPIの長期使用は誤嚥性肺炎や骨粗鬆症，認知症などの増加と関連についてこれまでも報告があったが，本研究では新たに心血管疾患や慢性腎臓病による死亡の増加との関連が明らかとなった．また，総死亡と心血管疾患は長期使用に伴いそのリスクが上昇する傾向にあった．PPIが漫然と投与されていた事例でも消化器癌などによる総死亡率の上昇が認められた．ネガティブコントロールとして検討された交通事故死や消化性潰瘍の増加については関連を認めなかった．サブ解析となるが本研究で検討された種々のリスクはH2bloker群でも正の相関が指摘されているものもあった．本邦の外来において漫然と制酸薬が処方されている光景は日常的であり，これらの継続中止について改めて啓発を促す結果であったといえる．

Journal Club

英国における社会的処方の実践

Abel J, Kingston H, Scally A, et al. Reducing emergency hospital admissions: a population health complex intervention of an enhanced model of primary care and compassionate communities. Br J Gen Pract. 2018;68(676):e803-e810.

西岡 大輔

東京大学大学院医学系研究科　健康教育・社会学分野

前号ではBickerdikeらによる英国の社会的処方の系統的レビューを紹介した．英国でも頑健なエビデンスはなく，日本で社会的処方を推し進める根拠はないため，日本での研究が待たれる点を解説した．今回は，General Practitioner (GP) を中心に医療と地域社会との連携が密に構築され，システムの1つとして社会的処方といえる活動が実践されているFromeという英国の地方集落での研究を紹介する．

内容

目的：医療と地域社会の連携組織（Health Connections Mendip）の構築が患者の予定外入院に与える影響を検証すること．

方法：デザインは後ろ向きコホート研究による時系列分析．対象はFromeに在住する慢性疾患を有し，予定外入院のリスクがあると判断された住民．介入はMendipの構築で，「地域の社会的ニーズをもつ患者の特定」「当該患者のケアプランを患者と地域で共有」「地域社会による自然な支援の強化」「社会資源への接続のプロセス」を含む．2013年4月から2017年12月まで四半期単位の予定外入院の数を時系列で分析し，Somerset CCG（Fromeの所属医療圏）全体と比較した．

結果：Fromeでの予定外入院は，Mendipが構築されるまではCCGと同様に増えていたが，Mendipにより患者のニーズに対応できるモデルができてからは持続的に減少した．CCGの予定外入院は増加し続けていた．2013年4月と2017年12月の入院数を比較すると，CCGでは28.5%増加していたが，Fromeでは14.0%減少していた．

コメント：

読者のみなさまには頑健な研究でないことを指摘されるかもしれない．その通り，サンプリングや解析方法にバイアスや交絡が存在し，社会的処方の効果に言及できる研究デザインでもなく，Mendipの構築と入院数の変化の因果にも迫ることができない．また，この入院の減少を説明しうるメカニズムは特定できない．それは論文著者も指摘していることである．

しかし，注目したいのは，この研究が地域の医療提供体制の変化を介入と捉えたプライマリケア研究である点である．FromeのGPが，診療所に来る患者のニーズに応えるために，保健・医療・介護・福祉・救急・地縁，ボランティア組織・住民たちと関係性を深め，社会的な凝集性を高めるようなパートナーシップを構築したのである．このように診療所がゲートキーパーとして存在する比較的クローズなコミュニティは日本にも存在する．そのような地域で医師がコミュニティ開発に協力し，保健・福祉・住民組織などと共に地域包括ケアを推進することは，住民の健康を改善するかもしれない．

筆者は実際にこのGPに会って話を聞き感銘を受けた．日本のプライマリ・ケア研究に多くの示唆を与えてくれる研究であったと実感したため紹介した．関心を持っていただけたならば，ぜひ原著と，Health Connections Mendipについてもお調べいただきたい．

ジェネラリスト教育実践報告 投稿論文募集
(Generalist Education Practice Report)

「ジェネラリスト教育コンソーシアム」(Chairman 徳田安春先生)は,2011年に発足以来,年2回の研究会と2冊のMook版を刊行して,その成果を公表するともに,医学教育への提言を行ってきました.
http://kai-shorin.co.jp/product/igakukyouiku_index.html

このたび,本Mook版の誌面の一層の充実を図るために,「ジェネラリスト教育実践報告」の投稿を募ります.

投稿規程
- ジェネラリスト教育および活動に関する独創的な研究および症例報告の論文を募ります.
- 本誌編集委員会による校閲を行い,掲載の採否を決定します.
- 編集委員のコメント付きで掲載します.
- 本誌掲載論文は、医中誌に収載されます.
- 掲載は無料です.
- 見本原稿は下記のURLからご覧ください.
  https://drive.google.com/open?id=1Vj8deM_NLlxQ-ClGtHDGBvbuZ5arr3Ou)。
- 本誌編集委員会の選考により,掲載論文の中から毎年「ベスト・ペーパー賞」1論文を選び,賞金(10万円)を贈呈します.

下記のようにお書きください.
- 題名:実践報告の特徴を示す題名をお書きください(英文タイトル付き)
- 著者名(英文付き)
- ご所属(英文付き)
- Recommendation:ジェネラリストの教育および活動への提言を箇条書きで3点ほどお書きください.
- 和文要旨:400字以内(英文要旨200 words付き)
- Key Words:日本語とその英語を5語以内
- 本文:3000字以内.見出しを起こし,その後に本文をお書きください.
- 引用文献:著者名,題名,雑誌名,年号,始めのページ - 終わりのページ.
- 図表は:1点を400字に換算し,合計字数の3,000字に含めてください.
- 本文はWord file,図表はPPT fileでご寄稿ください.
- 引用,転載について:他文献からの引用・転載は,出典を明記し,元文献の発行元の許可を得てください.著作権に抵触しないように,そのままの図表ではなく,読者が理解しやすいように改変されることが望まれます.その場合も出典は明記してください.

投稿論文の寄稿先:株式会社　カイ書林　E-Mail: generalist@kai-shorin.co.jp

ご参考までに,これまで本Mook版に掲載された「ジェネラリスト教育実践報告」を次ページに記載します.

「ジェネラリスト教育実践報告」既刊論文一覧

Vol1 掲載

研修病院，診療所そして大学での家庭医・病院総合医教育実践報告　横林 賢一
皮膚を診る目を鍛える方法　古結 英樹
ジェネラリストを養成する後期研修プログラムの質改善活動　木村 琢磨
地方と都市部での家庭医・病院総合医教育実践報告　本村 和久
天理よろづ相談所病院における総合診療教育の歩み　東 光久

Vol 2 掲載

地域医療臨床実習の充実への取り組み　岡山 雅信
ポートフォリオ指導事例の検討 — ごみ屋敷老人の最期　福士 元春，他
総合医が経験した医療管理・病院経営学の旅　小西 竜太
「地域で活躍するジェネラリスト」を生み出し地域に送り出すための，
若手病院総合医による初期研修プログラム運営の報告　佐藤 健太
https://drive.google.com/open?id=1a4iPghJjuPj9_N2W5k3RnRRWd3nW6M0j

Vol 12 掲載

臓器専門内科医のジェネラリスト化・総合内科医化は可能か？　杉本 俊郎
チーフレジデント制度の発展への新たな試み　長崎 一哉，他

Vol 13 掲載

人間の可塑性と可能性　本永 英治
済生会熊本病院の医療の質改善活動—TQM 部が考える Choosing Wisely—　村中 裕之，他
「地域医療マインド」を育む off-the-job training による新入職員多職種研修　落合 甲太

Index

英数

Anchoring	16
Anger management	91
Availability bias	16
BPSモデルと外部環境	129
breach of contract	76
breach of duty	76
causation	76
Clinical decision support	84
Commission bias	16
Confirmation bias	16
debiasing	98
diagnostic error	76, 98, 109, 116
Diagnostic momentum	18
Diagnostic Process Errors	116
Difficult patient	91
dual process theory	98
Framing effect	16
Gambler's fallacy	14
Hassle bias	16
M&Mカンファレンス開催基準	134
Maslow's hammer	16
medical malpractice lawsuits	76
medical standard	76
Metacognition	91
Mindfulness	91
Misdiagnosis	116
Overconfidence bias	16
patient engagement	109
Patient Engagementを意識した外来	57
Patient Engagementを意識しない外来	56
primary care	109
Representativeness	14
teaching clinical reasoning	98

あ

アンガーマネジメント	91

い

医療エラー	84
医療過誤訴訟	76
医療水準	76
医療訴訟の判例分析	33
因果関係	76

う

ウラ診断学	42

か

解剖学的な軸	12
過失	76

き

救急外来での疾患別・診断紛争	33

く
グラウンドルールの設定　26, 27

こ
誤診　76

さ
債務不履行　76

し
診断エラー　84, 98, 109, 116
　——とは　5
　——の克服　53
　——の代表的要因　18
　——の頻度　13
　——の要因　13
診断にかける時間は影響する？　19
診断のプロセスのフレームワーク　64
診断プロセスとは？　8
診断関連エラー　116
診断推論プロセスの Key elements　10
診断精度の上げ方　44

て
デバイアシング　98

ち
直観的思考と分析的思考の特徴　10

に
二重プロセス理論　98, 10
日常の活動 (Meeting and Report)　134

ひ
病因の軸　12

ふ
プライマリ・ケア　109

ま
マインドフルネス　91

め
メタ認知　91

よ
良い振り返りカンファレンス　24
良くない振り返りカンファレンス　24

り
臨床推論で注意すべきバイアス　40
臨床推論の定義　9
臨床推論の内容　9
臨床推論教育　98

ジェネラリスト教育コンソーシアム　編集委員一覧			
Chairman：	徳田　安春		
Editor in Chief：	和足　孝之		
Editors：	朝倉　健太郎	木村　琢磨	成田　雅
	東　　光久	黒川　勝己	朴澤　憲和
	池尻　好聰	小西　竜太	松下　達彦
	石丸　裕康	栄原　智文	松本　謙太郎
	大川　　薫	佐々木　陽典	本永　英治
	大西　弘高	杉本　俊郎	本村　和久
	大野　城太郎	関口　由希公	森川　　暢
	岡山　雅信	高橋　宏瑞	矢吹　　拓
	梶　　有貴	照屋　周造	山口　　潔
	鎌田　一宏	長嶺　由衣子	
Guest：	榊原　毅		
Adviser：	藤沼　康樹	小泉　俊三	横林　賢一
Office：	カイ書林		

ジェネラリスト教育コンソーシアム vol.13
診断エラーに立ち向かうには

発　　行	2019 年 12 月 13 日　第 1 版第 1 刷 ©
編　　集	綿貫　聡
	藤沼　康樹
発 行 人	尾島　茂
発 行 所	〒 337-0033　埼玉県さいたま市見沼区御蔵 1444-1
	電話　048-797-8782　FAX　048-797-8942　e-mail：generalist@kai-shorin.co.jp
	HP アドレス　http://kai-shorin.co.jp
	ISBN　978-4-904865-47-7　C3047
	定価は裏表紙に表示
印刷製本	小宮山印刷工業株式会社
	© Satoshi Watanuki

JCOPY ＜(社)出版者著作権管理機構　委託出版物＞

本書の無断複写は著作権法上での例外を除き禁じられています．複写される場合は，そのつど事前に，(社)出版者著作権管理機構（電話 03-3513-6969, FAX 03-3513-6979, e-mail: info@jcopy.or.jp）の許諾を得てください．

ジェネラリスト教育コンソーシアム

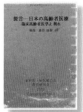
Vol.1
提言―日本の高齢者医療
編集：藤沼 康樹
2012年6月15日発売　B5　160ページ
ISBN978-4-906842-00-1
定価：3,600円＋税

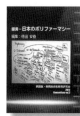
Vol.2
提言―日本のポリファーマシー
編集：徳田 安春
2012年11月6日発売　B5　200ページ
ISBN978-4-906842-01-8
定価：3,600円＋税

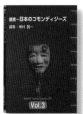
Vol.3
提言―日本のコモンディジーズ
編集：横林 賢一
2013年5月2日発売　B5　170ページ
ISBN978-4-906842-02-5
定価：3,600円＋税

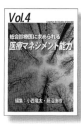
Vol.4
総合診療医に求められる医療マネジメント能力
編集：小西 竜太，藤沼 康樹
2013年12月2日発売　B5　190ページ
ISBN978-4-906842-03-2
定価：3,600円＋税

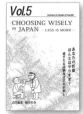
Vol.5
Choosing wisely in Japan
―Less is More
編集：徳田 安春
2014年5月3日発売　B5　201ページ
ISBN978-4-906842-04-9
定価：3,600円＋税

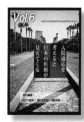
Vol.6
入院適応を考えると日本の医療が見えてくる
編集：松下 達彦，藤沼 康樹，横林 賢一
2014年12月16日発売　B5　157ページ
ISBN978-4-906842-05-6
定価：3,600円＋税

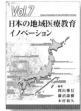
Vol.7
地域医療教育イノベーション
編集：岡山 雅信，藤沼 康樹，本村 和久
2015年5月16日発売　B5　158ページ
ISBN978-4-906842-06-3
定価：3,600円＋税

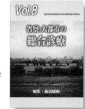
Vol.8
大都市の総合診療
編集：藤沼 康樹
2015年12月2日発売　B5　191ページ
ISBN978-4-906842-07-0
定価：3,600円＋税

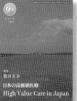
Vol.9
日本の高価値医療
High Value Care in Japan
編集：徳田 安春
2016年5月11日発売　B5　219ページ
ISBN978-4-906842-08-7
定価：3,600円＋税

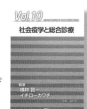
Vol.10
社会疫学と総合診療
編集：横林 賢一，イチロー カワチ
2018年5月21日発売　B5　142ページ
ISBN　978-4-904865-33-0
定価：3,600円＋税

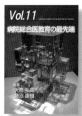
Vol.11
病院総合医教育の最先端
編集：大西弘高，藤沼康樹
2016年5月11日発売　B5　178ページ
ISBN978-4-906842-39-2
定価：3,600円＋税

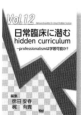
Vol.12
日常臨床に潜む hidden curriculum
編集：梶有貴，徳田安春
2019年7月30日発売　B5　188ページ
ISBN978-4-906842-45-3
定価：3,600円＋税

日常診療の中で学ぶプロフェッショナリズム
Understanding Medical Professionalism

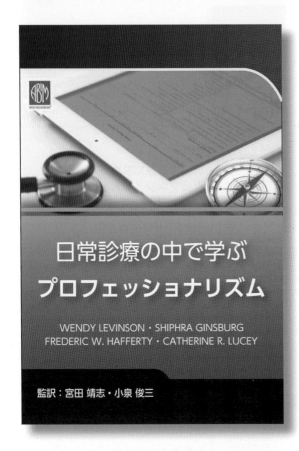

W. Levinson et al
編著：宮田 靖志
　　　小泉 俊三

定価：4,000円（＋税）
ISBN　978-4-904865-36-1　C3047
2018年06月27日　第1版第1刷 328ページ

本書は、プロフェッショナリズムの枠組みを根本的に組み替えることを通じて、
日々の診療の中で最善のケアをいかに提供するかを示した画期的なテキストです。

目次

第1章	プロフェッショナリズムに対する実践的アプローチ
第2章	プロフェッショナリズムへの挑戦に向き合うレジリエンス
第3章	現代医学におけるプロフェッショナリズム運動略史
第4章	患者中心のケアを涵養するには
第5章	誠実さと説明責任
第6章	卓越性への責務
第7章	医療資源の公正かつ倫理的な適正管理
第8章	隠れたカリキュラムとプロフェッショナリズム
第9章	プロフェッショナリズムを教える
第10章	プロフェッショナリズムを評価する
第11章	事態が悪い方向に進んだとき：自己規制の試練
第12章	組織のプロフェッショナリズム

http://kai-shorin.co.jp/product/igakukyouiku_index.html

ジェネラリスト教育コンソーシアム事務局
㈱カイ書林
〒330-0802 埼玉県さいたま市大宮区宮町2-144
電話 048-778-8714　FAX 048-778-8716
e-mail：generalist@kai-shorin.co.jp